A CIÊNCIA E A ARTE DO PÊNDULO

Gabriele Blackburn

Este curso enfatiza o uso prático do pêndulo para manter o estado de saúde, determinando as causas subjacentes da doença. A antiga arte do pêndulo, agora chamada Radiestesia ou Cura Psiônica, abre muitos campos novos de pesquisa e, quando ensinada corretamente, pode ser uma fonte de auto-ajuda de valor inestimável. O uso adequado do pêndulo pode determinar muitas condições do corpo que nenhum outro teste pode mostrar, como por exemplo a quantidade de poluição provocada pelo meio ambiente. O pêndulo pode nos orientar quanto à melhor forma de minimizar ou eliminar estados de desequilíbrio, por meio de remédios fitoterápicos, homeopáticos ou naturais. Com a Radiestesia, o pendulista pode determinar a necessidade diária de vitaminas, sais minerais e suplementos, bem como os remédios e dosagens que devem ser usados quando a pessoa está doente.

Por intermédio de investigações psíquicas sobre as condições do corpo etérico, a autora desenvolveu novos métodos de usar o pêndulo. Através de diagramas, ela compartilha com o leitor verdades sobre os princípios da cura. Neste curso, ela ensina o significado, o potencial e vários usos da cromoterapia. Ensina também como examinar e tratar cada um dos chakras, ou centros nervosos, para equilibrar o fluxo de energia vital. O pendulista pode medir predisposições, tendo assim à mão uma ferramenta ímpar para manter o estado de saúde.

Este curso serve tanto para o iniciante como para o agente de cura profissional, ou para qualquer pessoa que esteja interessada em ampliar seu entendimento sobre a cura e o uso do pêndulo.

ISBN 978-85-315-1067-0

EDITORA PENSAMENTO

A
CIÊNCIA
E A ARTE
DO PÊNDULO

Um curso completo de radiestesia

Gabriele Blackburn

LISTAS DE TRABALHO E MAPAS DE ANATOMIA

Lista de Trabalho nº 1

PERGUNTAS E INFORMAÇÕES BÁSICAS

Eu devo trabalhar com a prova?
Há apenas um problema? — Ele deve
ser tratado em primeiro lugar?
A prova quer de fato ser saudável? —
Ela se compraz com a doença?
Haverá total cooperação?
O problema advém do que a prova
está fazendo? — ela está fazendo algo
em excesso? — ou está deixando de
fazer algo?

conhecida—desconhecida
real—físico
Predisposição

Corpo físico
corpo etérico

A causa está:

No passado	À direita	Em cima	Fora	Nesta vida	No karma	Proteína
No presente	No centro	No meio	Dentro	Na gestação	Nos chakras	RNA
No futuro	À esquerda	Embaixo	No corpo inteiro	Numa vida passada	Num miasma	DNA

1	2	3	4	5	6	7	8	9	10	11	12	13	14
15	16	17	18	19	20	30	40	50	60	70	80	90	100

Minutos	Horas	Dias	Meses	Anos

TRANSMISSÃO DA
LUZ BRANCA
REMÉDIO DA COR BRANCA

Fases da lua
Lua nova
Lua crescente
Lua cheia
Lua minguante

Alopático
Homeopático
Quiroprático
Psiquiátrico
Dental
Natural
Nutricional
Fitoterápico
Exercícios

1. Amarelo
2. Vermelho
3. Azul
4. Violeta
5. Verde
6. Laranja
7. Verde-limão
8. Verde azulado
9. Violeta azulado
10. Violeta avermelhado
11. Laranja avermelhado
12. Laranja amarelado

Solar
Lunar
Planetário

Alto	Agudo	Súbito	Suficiente	Excessivo	Hipoativo
Normal	Doloroso	Constante	Insuficiente	Deficiente	Hiperativo
Baixo	Crônico	Intermitente			

Equilíbrio ácido-alcalino

Energia física

Energia etérica

Contagem de glóbulos brancos

Contagem de glóbulos vermelhos

Pressão sanguínea

Nível de açúcar no sangue

Febre

Dor

Drogas

Substâncias Químicas

Cultura

Infecção

Toxinas

Veneno

Parasitas

Vermes

Substâncias metálicas

Queimadura por raios X

Intoxicação por poeira radioativa

Poluição

Células e Tecidos

Pele

Ossos

Músculos

Sistema Nervoso

Órgãos do Sentido

Circulação

Sistema Respiratório

Sistema Digestivo

Sistema Urinário

Sistema Reprodutor

Glândula Pineal

Glândula Pituitária

Glândula Parótida

Glândula Tireóide

Glândula Mamária

Timo

Fígado

Baço

Pâncreas

Glândulas Linfáticas

Glândulas Supra-renais

Ovários

Próstata

Testículos

MAPAS DE ANATOMIA

nº 1 Chakras e Centros Nervosos
nº 2 Artérias
nº 3 Veias
nº 4 Músculos - Vista frontal
nº 5 Músculos - Vista dorsal
nº 6 Esqueleto
nº 7 Sistema Digestivo
nº 8 Glândulas
nº 9 Peito e Abdômen

nº 10 Sistema Respiratório
nº 11 Coração - Ventrículos
nº 12 Seção Mediana da Cabeça
nº 13 Cérebro - Vista Inferior
nº 14 Bexiga Urinária e Rins
nº 15 Pélvis Masculina
nº 16 Pélvis Feminina
nº 17 Olho - Vista Frontal e Lateral
nº 18 Ouvido

Lista de Trabalho nº 2

CULTURAS	INFECÇÕES	VENENOS	TOXINAS
ABASIA	DOENÇA DE PAGET		FEBRE DO FENO
ABSCESSO	DOENÇA DE POTT		FEBRE GLANDULAR
ABORTO	DOENÇA DO SONO		FEBRE ONDULANTE
ACIDENTE VASCULAR	DOENÇA DO SORO		FEBRE PUERPERAL
CEREBRAL	DOENÇAS DA PELE		FEBRE Q
ACIDOSE	DOENÇAS DO COLÁGENO		FEBRE RECORRENTE
ACNE	DOENÇAS DO CORAÇÃO		FEBRE REUMÁTICA
ACTINOMICOSE	DOENÇAS DO OUVIDO		FEBRE TIFÓIDE
ADENITE	DOENÇAS DO SANGUE		FIBROSITE
ADERÊNCIA	DOENÇAS DOS OLHOS		FILARÍASE
AFTA	DOENÇAS DOS PÉS		FLEBITE
AGRANULOCITOSE	DOENÇAS FEMININAS		FOLICULITE
ALBINÚRIA	DOENÇAS IATROGÊNICAS		FRAMBOESIOMA
ÁLCOOL	DOENÇAS MENTAIS		FRATURA
ALERGIA	DOENÇAS OCUPACIONAIS		FUNGOS
ALUCINAÇÃO	DOENÇAS ORGÂNICAS		FURÚNCULOS
AMEBAS	DOENÇAS SEXUALMENTE		GÂNGLIOS
ANASARCA	TRANSMISSÍVEIS		GANGRENA
ANCILOSE	DOR DE CABEÇA		GASTRITE
ANEMIA	DOR DE ESTÔMAGO		GASTROENTERITE
ANEURISMA	DORES DO CRESCIMENTO		GENGIVITE
ANGINA	ECZEMA		GINECOMASTIA
ANGINA DE VINCENT	ELEFANTÍASE		GLAUCOMA
ANTRAZ	EMBOLIA		GLOMERULONEFRITE
ANÚRIA	EMPIEMIA		GONORRÉIA
APENDICITE	ENCEFALITE		GOTA
APOPLEXIA	ENDARTERITE		GRANULOCITOPENIA
ARTERIOSCLEROSE	ENDEMA		GRAVIDEZ
ARTRITE	ENDOMESTRITE		GRIPE
ASMA	ENFISEMA		HEMANGIOMA
ATEROSCLEROSE	ENTERITE		HEMATOMA
AZIA	ENTORSE		HEMATÚRIA
BACTÉRIA	ENXAQUECA		HEMIPLEGIA
BERIBÉRI	EPIDIDIMITE		HEMOFILIA
BLASTOMICOSE	EPILEPSIA		HEMOPTISE
BOCA DE TRINCHEIRA	ERISIPELA		HEMORRÓIDAS
BÓCIO	ERITEMA PÉRNIO		HEPATITE
BOTULISMO	ERITROBLASTOSE		HÉRNIA
BRONCOPNEUMONIA	ESCARLATINA		HERPES
BRUCELOSE	ESCLEROSE		HERPES-ZOSTER
BURSITE	ESCLEROSE MÚLTIPLA		HIDROCEFALIA
CALAZAR	ESCORBUTO		HIDROCELE
CÁLCULO BILIAR	ESCRÓFULA		HIDRONEFROSE
DISENTERIA	ESPASMOS		HIPERACIDEZ
DISTROFIA MUSCULAR	ESPLENOMEGALIA		HIPERTROFIA
DIVERTICULITE	ESPONDILITE		ICTERÍCIA
DOENÇA DE MENIÉRÉ	ESQUISTOSSOMOSE		ICTIOSE
DOENÇAS FUNCIONAIS	ESTAFILOCOCO		IDIOPÁTICO
DOENÇA DE BRIGHT	ESTERILIDADE		ILEÍTE
DOENÇA DE BUERGER	ESTOMATITE		ILEÍTE REGIONAL
DOENÇA DE GEHRIG	ESTREPTOCOCO		IMUNIZAÇÃO
DOENÇA DE HODGKIN	FEBRE AMARELA		INCONSCIÊNCIA

INFARTO DO MIOCÁRDIO
INFECÇÃO POR VACINA
INFLUENZA
INSOLAÇÃO
INTOSSUSCEPÇÃO
INTOXICAÇÃO ALIMENTAR
INTOXICAÇÃO POR
ESTRICNINA
INTOXICAÇÃO POR IODO
INTOXICAÇÃO POR NICOTINA
INTOXICAÇÃO POR SUBSTÂNCIAS
TÓXICAS
PTOMAÍNA
ISQUEMIA
LABIRINTITE
LARINGITE
LEISHMANIOSE
LEPRA
LEPTOSPIROSE
LESÃO CEREBRAL
LEUCEMIA
LEUCOCITÓLISE
LEUCOPENIA
LEUCOPLAQUIA
LINFADENITE
LUMBAGO
MÁ CIRCULAÇÃO
MAL DE PARKINSON
MAL DOS MERGULHADORES
MALÁRIA
MALFORMAÇÃO
MARASMO
MASTITE
MASTOIDITE
MENINGITE
MIALGIA
MIASTENIA GRAVE
MIOSITE
MIRINGITE
MONONUCLEOSE
MORDIDAS DE INSETO
MORFINA
MUCO
NARCOLEPSIA
NECROSE
NEFRITE
NEFROSE
NEURALGIA
NEURALGIA TRIGEMINAL
NEURASTENIA
NEURITE
OBSTRUÇÃO
OCLUSÃO
OCLUSÃO CORONÁRIA
ONCOCERCÍASE
ONIQUIA
ÓPIO
ORQUITE
OSSIFICAÇÃO

OSTEÍTE
OSTEOMALACIA
OSTEOMIELITE
OSTEOPOROSE
PANCREATITE
PAPILITE
PARALISIA
PARALISIA CEREBRAL
PARAPLEGIA
PARASITAS
PARESTESIA
PEDRAS NO RIM
PELAGRA
PERIARTERITE
PERICARDITE
PERIOSTITE
PERITONITE
PESTE
PESTE BUBÔNICA
PIELITE
PIELONEFRITE
PIEMIA
PIORRÉIA
PIÚRIA
PLEURISIA
PNEUMONIA
PNEUMOTÓRAX
POLICITEMIA
POLIOMIELITE
PÓLIPOS
PROCTITE
PROSTRAÇÃO PELO CALOR
PROSTATITE
PRURIDO
PSITACOSE
PSORÍASE
PTOSE
PÚRPURA
PUS
QUEIMADURA
QUEIMADURA POR RAIOS X
QUELÓIDE
QUILITE
QUININA
RADIAÇÃO
RADICULITE
RAIVA
RAQUITISMO
RETOCELE
REUMATISMO
RICKETTSIA
RIGIDEZ MUSCULAR
RINITE
SALMONELA
SALPINGITE
SANGRAMENTO
SARAMPO
SARCOIDOSE
SEBORRÉIA

SEPTICEMIA
SIDEROSE
SÍFILIS
SILICOSE
SÍNDROME DE BANTI
SÍNDROME DE RAYNAUD
SINOVITE
SINUSITE
SOPROS CARDÍACOS
SURDEZ
TALASSEMIA
TELANGIECTASIA
TELITE
TENDINITE
TENOSSINEVITE
TETANIA
TÉTANO
TIFO
TINEA
TINHA
TIQUE DOLOROSO
TIREOIDITE
TIREOTOXICOSE
TÍSICA
TONSILITE
TOXEMIA
TRAQUEÍTE
TRAUMA
TRIGONITE
TRIPANOSSOMÍASE
TRIQUINOSE
TRIQUITE
TROMBOANGEÍTE
TROMBOCITOPENIA
TROMBOFLEBITE
TROMBOSE CORONÁRIA
TSUTSUGAMUSHI
TUBERCULOSE
TULAREMIA
TUMOR
TUMOR SEPTIC
TUMOR FIBROSO
TUMOR GORDUROSO
ÚLCERA
UREMIA
URETRITE
URTICÁRIA
VAGINITE
VALVULITE
VARICOCELE
VARÍOLA
VARIZES
VERINOL
VERTIGEM
VESÍCULA
VÍRUS
VITILIGO
ZOONOSE

CÂNCER: TUMOR MALIGNO/BENIGNO

ANDENOMA (glândulas)
ANGIOMA (vasos sanguíneos)
CARCINOMA (epitélio)
CONDROMA (cartilagem)
ENDOTELIOMA (endotélio)
FIBROMA (tecido conjuntivo fibroso)
GLIOMA (neuralgia)
LEIOMIOMA (músculos lisos)
LIPOMA (células gordurosas)
LINFOMA (vasos linfáticos)
MIXOMA (tecido mucoso)
OSTEOMALACIA (ossos)
OSTEOMIELITE (ossos)
RABDOMIOMA (músculos estriados)
SARCOMA (tecido conjuntivo embrionário)

Lista de Trabalho nº 3

ANÁLISE DO SOLO E DA ÁGUA

MINERAIS BÁSICOS

ACTÍNIO	FERRO	PALÁDIO
ALUMÍNIO	FLÚOR	PLATINA
AMERÍCIO	FÓSFORO	PLUTÔNIO
ANTOMÔNIO	FRÂNCIO	POLÔNIO
ARGÔNIO	GADOLÍNIO	POTÁSSIO
ARSÊNICO	GÁLIO	PRASEODÍMIO
ASTATINO	GERMÂNIO	PRATA
BÁRIO	HÁFNIO	PROMÉCIO
BERÍLIO	HÉLIO	PROTACTÍNIO
BERQUÉLIO	HIDROGÊNIO	RÁDIO
BISMUTO	HÓLMIO	RÁDON
BORO	ÍNDIO	RÊNIO
BROMO	IODO	RÓDIO
CÁDMIO	IRÍDIO	RUBÍDIO
CÁLCIO	ITÉRBIO	RUTÊNIO
CALIFÓRNIO	ÍTRIO	SAMÁRIO
CARBONO	LANTÂNIO	SELÊNIO
CÉRIO	LAURENCIANO	SILÍCIO
CÉSIO	LÍTIO	SÓDIO
CHUMBO	LUTÉCIO	TÁLIO
CLORO	MAGNÉSIO	TANTÁLIO
COBALTO	MANDELEVIUM	TECNÉCIO
COBRE	MANGANÊS	TELÚRIO
COLÔMBIO	MERCÚRIO	TÉRBIO
CRIPTÔNIO	MOLIBDÊNIO	TITÂNIO
CROMO	NEODÍMIO	TÓRIO
CÚRIO	NEONÍMIO	TÚLIO
DISPRÓSIO	NEPTÚNIO	TUNGSTÊNIO
ENXOFRE	NIÓBIO	URANO
ÉRBIO	NÍQUEL	VANÁDIO
ESCÂNDIO	NITROGÊNIO	WOLFRAM
ESTANHO	NOBÉLIO	XENÔNIO
ESTRÔNCIO	ÓSMIO	ZINCO
EURÓPIO	OURO	ZIRCÔNIO
FÉRMIO	OXIGÊNIO	

VENENOS

BACTÉRIAS
CLORETOS
D.D.T.
FLUORETOS
HIDROCARBONOS
INSETICIDAS

NITRATOS
NITRITOS
PETROQUÍMICOS

COMPONENTES DA POLUIÇÃO DO AR

ALDEÍDOS
BENZOPIRENE
MONÓXIDO DE CARBONO
FORMALDEÍDO
TETRAETILA DE CHUMBO
MOLIBDÊNIO
ÓXIDO DE NITROGÊNIO
OZÔNIO
DIÓXIDO DE ENXOFRE

PRINCIPAIS PRODUTOS DE FISSÃO PRIMÁRIA

ISÓTOPO	SÍMBOLO	MEIA-VIDA
ESTRÔNCIO	89Sr	53 DIAS
ESTRÔNCIO	90Sr	28 ANOS
ÍTRIO	90Y	64H2M
ÍTRIO	91Y	57 DIAS
ZIRCÔNIO	95Zr	65 DIAS
NIÓBIO	95Nb	53 DIAS
MOLIBDÊNIO	99Mo	68H3M
RUTÊNIO	103Ru	39H8M
RUTÊNIO	106Rs	1 ANO
RÓDIO	103Rh	57 MINUTOS
RÓDIO	106Rh	30 SEGUNDOS
TELÚRIO	132Te	77 HORAS
IODO	131I	8 DIAS E 1H
IODO	132I	2H4M
XENÔNIO	133Xe	5 DIAS E 27H
CÉSIO	137Cs	30 ANOS
BÁRIO	137Ba	2M 6SEG.
BÁRIO	149Ba	12 DIAS E 8H
LANTÂNIO	140La	40 HORAS
CÉRIO	141Ce	32 DIAS E 5H
CÉRIO	144Ce	290 DIAS
PRASEODÍMIO	143Pr	13 DIAS E 7H
PRASEODÍMIO	144Pr	17M E 5 SEG.
NEODÍMIO	147Nd	11 DIAS
PROMÉCIO	149Pm	54 HORAS

ELEMENTOS RADIOATIVOS

ACTÍNIO
COBALTO
FRÂNCIO

FERRO
MANGANÊS 56
PLUTÔNIO
POLÔNIO
RÁDIO
SÓDIO
TÓRIO
TRÍTIO
URÂNIO

RAIOS E PARTÍCULAS

RAIOS ALFA
RAIOS BETA
RAIOS GAMA
PRÓTONS
NÊUTRONS

METAIS NOCIVOS AO CORPO

ALUMÍNIO
ARSÊNICO
FERRO
CHUMBO
MERCÚRIO
PRATA
ZINCO

RADIOISÓTOPOS NA MEDICINA

ARSÊNICO 74
BORO 10
CÉSIO 137
CROMO 51
COBALTO 60
OURO 198
IODO 131
FERRO 59
FÓSFORO 32
SÓDIO 24
TECNÉCIO 99M
TÚLIO 170
TRÍTIO

Lista de Trabalho nº 4

LISTA DE ALIMENTOS

FRESCOS   COZIDOS   BATIDOS   DEFUMADOS   CONGELADOS CRUS
PASTEURIZADOS   HOMOGENEIZADOS

VEGETAIS
abóbora
abobrinha
acelga
agrião
aipo
alcachofra
alface
alho
alho-poró
aspargo
azeitona
batata
batata-doce
berinjela
beterraba
brócolis
broto de feijão
cebola
cebolinha
cenoura
champignon
chicória
chuchu
couve-de-bruxelas
couve-flor
couve-manteiga
couve-rábano
endívia
erva-doce
ervilha
ervilha-torta
escarola
espinafre
folha de beterraba
folha de mostarda
jiló
mandioca
mandioquinha
milho
moranga
nabo
palmito
pepino
pimenta
pimentão verde

pimentão vermelho
quiabo
rabanete
repolho roxo
repolho verde
rúcula
salsão
salsinha
vagem

FRUTAS
abacate
abacaxi
ameixa
ameixa seca
banana
caju
caqui
cereja
damasco
figo
goiaba
grapefruit
groselha
jabuticaba
jaca
kiwi
laranja
laranja-lima
limão
maçã
mamão-papaia
manga
maracujá
melancia
melão
mexerica
nectarina
pêra
pêssego
tâmara
tangerina
tomate
uva
uva-passa

GRÃOS, SEMENTES E CASTANHAS

amêndoa
amendoim
avelã
castanha-de-caju
castanha-do-pará
coco
feijão
feijão-branco
feijão-preto
gergelim
grão-de-bico
lentilha
noz
noz macadâmia
noz-pecã
pistache
semente de abóbora
semente de girassol
soda

MASSAS

capelete
espaguete
lasanha
nhoque
ravióli
talharim

CARNE

carne de porco
carne de vaca
carneiro
coelho
cordeiro
jacaré
javali
peru
rã
scargot
tartaruga
veado
vitela

OVOS

galinha
codorna
pata

AVES

frango
pato
ganso
galinha-d'angola
faisão
pombo
codorna
narceja
borracho
marreco
peru

PEIXE

linguado
haddock
arenque
cavala
lúcio
perca
salmão
sardinha
porquinho
pescada
atum
truta
bacalhau
savelha
peixe-espada
cação
esturjão
bonito
merluza

FRUTOS DO MAR

siri
caranguejo
camarão
lagosta
marisco
molusco
ostra
vieira

AÇÚCAR

açúcar branco
açúcar mascavo
açúcar de beterraba
mel
rapadura
melaço

DERIVADOS DO LEITE

catupiri
coalhada
cream cheese
iogurte
manteiga
mussarela
queijo branco
queijo gorgonzola
queijo parmesão
queijo prato
queijo provolone
requeijão

ÓLEOS E GORDURAS

azeite
maionese
margarina
óleo de açafrão
óleo de amendoim
óleo de coco
óleo de gergelim
óleo de girassol
óleo de linhaça
óleo de milho
óleo de semente de algodão
óleo de soja

BEBIDAS

aguardente
café
cerveja
chá de ervas
champanhe
chocolate
conhaque
gim
licor
refrigerantes
rum
sucos artificiais
uísque
vinho
vodca

EMBUTIDOS

lingüiça de frango
lingüiça de peru
lingüiça de porco
mortadela
pastrami
presunto
salame
salsicha
toicinho

CEREAIS E FARINÁCEOS

araruta
arroz branco
arroz integral
aveia
cevada
farelo de trigo
farinha de centeio
farinha de trigo
farinha integral
fécula de batata
fubá
maisena
painço
trigo sarraceno

OUTROS

fermento
sal
sal marinho
vinagre balsâmico
vinagre de maçã
vinagre de vinho

CONDIMENTOS E TEMPEROS

ketchup
cominho
louro
mostarda
orégano
pimenta-do-reino
salva

Lista de Trabalho nº 5

LISTA DE MEDICAMENTOS EM GERAL

VINAGRE DE MAÇÃ

ASPIRINA

ÁGUA SANITÁRIA
SUCO DE UVA-DO-MONTE
NATA
CREME DE TÁRTARO
ÁGUA DESTILADA
GLICERINA
ERVAS
ERVAS LAXATIVAS
CHÁ DE ERVAS

HOMEOPATIA
HONEY & VINEGAR
GELO

LEITE
OIL OF RHUE
ÓLEO DE OLIVA
SAL MARINHO
ÁGUA DE SAL MARINHO
BICARBONATO DE SÓDIO
EXTRATO DE CÂNFORA
ÓLEO DE VITAMINA E

VITAMINAS
A
B 1 - TIAMINA
B 2 RIBOFLAVINA
B 6 PIRIDOXINA
B 12 COBALAMINA
COMPLEXO B
  BIOTINA
  SAL CÁLCICO DO
ÁCIDO PANTOTÊNICO
  COLINA
  ÁCIDO FÓLICO
  INOSITOL
  NIACINAMIDA
  PABA
  ÁCIDO PANTOTÊNICO
C - ÁCIDO ASCÓRBICO
D - VIOSTEROL, ERGOSTEROL

SUPLEMENTOS ALIMENTARES
ACIDÓFILO

ALFAFA
AMINOÁCIDOS
ANTRONEX
BIO-DENT
FARINHA DE OSSOS
CAL-AMO
CALCIFOOD
LACTATO DE CÁLCIO
ÓLEO DE FÍGADO DE
BACALHAU
GINSENG
ÁCIDO GLUTÂMICO
KELP (TIPOS DE ALGAS
MARINHAS)
LACTOSE
LECITINA
LYCENE
METIANINA
MYO PLUS
NIACINA
ORCHIC TISSUE
OVEX
PAPAÍNA
ENZIMAS
  PANCREÁTICAS
ÁCIDO RIBONUCLÉICO
RUTINA
VASCULIN
LEVEDURA

MINERAIS

CÁLCIO
COBRE
COBALTO
FLÚOR
IODO
FERRO
MAGNÉSIO
MOLIBDÊNIO
FÓSFORO
POTÁSSIO

UNIDADES (20 = 1MGM)

MICROGRAMAS (1000 = 1 MGM)

MILIGRAMAS

100	1000
150	1500
200	2000
250	2500
300	3000
350	3500
400	4000
450	4500
500	5000
600	6000
650	6500
700	7000
750	7500
800	8000
850	8500
900	9000
950	9500
10.000	15.000
20.000	25.000
30.000	35.000
40.000	45.000
50.000	55.000

1/4 COLHER DE CHÁ
1/2 COLHER DE CHÁ
1 COLHER DE CHÁ
2 COLHERES DE CHÁ

1 COLHER DE SOPA
2 COLHERES DE SOPA
3 COLHERES DE SOPA

1/4 DE XÍCARA
1/2 XÍCARA
3/4 DE XÍCARA

ERGOSTEROL
E - TOCOFEROL
K - MENADIONA
P - BIOFLAVONÓIDES
CÍTRICOS

**EXTRATOS
GLANDULARES**
CARDIOTROFINA-
CORAÇÃO
DERMATROFINA-
EPITÉLIO
DRENATROFINA-
GLÂNDULA ADRENAL
HEPATROFINA-FÍGADO
MAMÁRIA
MIOTROFINA-
MÚSCULOS
NEUROTROFINA
CÉREBRO
OCULOTROFINA- OLHOS
OSTROFINA- OSSOS
PANCREATROFINA-
PÂNCREAS
PARÓTIDA
PITUITROFINA-
PITUITÁRIA
PNEUMOTROFINA-
PULMÕES
TECIDO DA PRÓSTATA
RENATROFINA- RINS
BAÇO
TIMO
TITROFINA- TIREÓIDE
UTROFINA - ÚTERO

SELÊNIO
ENXOFRE
ZINCO

BANHOS

VINAGRE DE MAÇÃ

ÁGUA SANITÁRIA

SAL DE EPSOM

ERVAS
ÁGUA QUENTE
ÁGUA MINERAL

SAUNA

SAL MARINHO
BICARBONATO DE SÓDIO
VAPOR

ENXOFRE

APLICAÇÕES

ÁGUA FRIA
GELO
ÁGUA QUENTE
ALMOFADA TÉRMICA
LÂMPADA TÉRMICA
LÂMPADA
INFRAVERMELHA
APARELHO DE ALTA-
FREQÜÊNCIA

1 XÍCARA

1/2 LITRO

3 XÍCARAS
1 LITRO

1 X POR DIA

2 X POR DIA

3 X POR DIA
4 X POR DIA
DIAS ALTERNADOS

1 X POR SEMANA

2 X POR SEMANA
3 X POR SEMANA
MENSALMENTE

COMPRESSAS

SAL DE EPSOM
ÓLEO DE RÍCINO
ERVAS
SAL MARINHO
BICARBONATO DE SÓDIO

1 2 3 4 5 6 7 8 9 10 11 12 13 14 15 16 17 18 19 20 30 40 50 60 70 80 90 100

Lista de Trabalho nº 6

PLANTAS MEDICINAIS

ABACATE
ABÓBORA
ABROBENTA
ABUTUA
AÇAFRÃO
ACELGA
AGRIÃO
AGRIMÔNIA
AIPO SILVESTRE
ALAMANDA
ALCACHOFRA
ALCAÇUZ
ALECRIM
ALEVANTE
ALFACE
ALFAFA
ALFAVACA
ALFAVAQUINHA
ALFAZEMA BRANCA
ALGODÃOZINHO
ALGODOEIRO
ALHO
AMARELINHA
AMOR-PERFEITO
AMORA
ANANÁS
ANDAÇU
ANGÉLICA
ANGICO
ANIZ ESTRELADO
ARAÇÁ
ARATICUM DE AREIA
ARNICA
ARNICA BRANCA
AROEIRA
ARRANCA-TUDO
ARREBENTA-BOI
ARROZINHO SANTO
ARRUDA
ARTICUM-DO-MATO
ARTEMÍSIA
ASPARGO
ASSA-PEIXE
AZEDINHA
BABOSA
BÁLSAMO
BANANA-DE-S.-TOMÉ
BANANEIRA
BARBA DE VELHO
BARBATIMÃO
BARBADINHA
BARBUDINHA

BARDANA
BARRIGUDINHA
BARU
BATATA
BAUNILHA
BERDUÉGUA
BERINJELA ROXA
BOLDO
BONINA
BOTA
BRAUNA
BUCHINHA PAULISTA
BUGRE
CABEÇA-DE-NEGRO
CABO VERDE
CABOCLINHA VERDE
CABOCLO
CAGAITA
CAIÇARA
CAJUEIRO
CALUNGA
CAMARÁ
CAMOMILA
CANA-DO-BREJO
CANELA DE PEDIZ
CAPEBA
CAPIM-AÇU
CAPIM-AMARGOSO
CAPIM CIÊNCIA
CAPIM-LANCETA
CAPIM-LIMÃO
CAPIM-REIS
CARANGUEJO
CARAPIÁ
CAROBA
CAROBINHA
CARQUEJA
CARRAPATEIRA
CARRAPICHO
CARRO SANTO
CASCA DE LARANJA
CASCA DE SUCUPIRA
CASCAVEL
CATANA DE JACARÉ
CATINGA DE MULATA
CATINGA DE PORCO
CATINGUEIRA
CATUABA
CATUABA DO CAMPO
CAVALINHA
CEBOLA
CEBOLA DO MATO

CENOURA
CERVEJINHA DO MATO
CHÁ BRANCO
CHÁ DO NORTE
CHÁ PODRE
CHAPÉU-DE-COURO
CHICÓRIA
CHIFRE-DE-VEADO
CHINCHALÔ
CINCO QUINA
CIPÓ-BRAVO
CIPÓ-CABELUDO
CIPÓ-CABOCLO
CIPÓ-CAMARÃO
CIPÓ-CHUMBO
CIPO-DE-FOGO
CIPÓ-DE-IMBÉ
CIPÓ-SUMA
COCO-DA-BAHIA
COCO-DE-IRI
COENTRO
COMINHO
CONFREI
CONGORÇA MENOR
CONSTIPADA
COPAÍBA
CORDÃO-DE-FRADE
COUVE
DAMIANA
DENDÊ
DENTE-DE-LEÃO
DORADINHA DO CAMPO
DORETE
DOUTOR CACHORRO
DRACENA
DRACENA RAJADA
DUÁ
ENCHOTA
ERVA-ANDORINHA
ERVA-BIENAL
ERVA-BENTA
ERVA-CIDREIRA
ERVA-CUNALEIRA
ERVA-DE-BICHO
ERVA-DE-SANGUE
ERVA-DOCE
ERVA-GATO
ERVA-LEITEIRA
ERVA-TOSTÃO
ESPARGO
ESPINHEIRA SANTA
ESPINHEIRO

ESTANCA CAVALO	LIMÃO-BRAVO	PARIETÁRIA
ESTORAQUE BRASILEIRO	LIMÃO-GALEGO	PARREIRA
EUCALIPTO	LIMÃO-ROSA	PARREIRA-BRAVA
FAVA	LÍNGUA-DE-TUCANO	PATA-DE-VACA
FEDEGOSO	LÍNGUA-DE-VACA	PAU-D'ALHO
FEDEGOSO BRANCO	LINHAÇA	PAU-D'ARCO
FEDEGOZINHO	LINHO	PAU-DE-ÓLEO
FEIJÃOZINHO	LÍRIO BRAVO	PAU-SANTO
FEL-DA-TERRA	LÍRIO-DO-VALE	PAU-COLHER
FIGO	LOSNA	PAU-FERRO
FLOR-DE-LIS	LOURO	PAU-PRETO
FOCINHO DE BOI	MAÇÃ DO AMOR	PAU-TERRA
FUMO	MACAMBIRA	PÉ-DE-GATO
FUNCHO	MAGNÓLIA	PEGA-PINTO
GAMELEIRA	MALINEIRA	PEPINO
GENCIANA	MAL-ME-QUER	PEROBA
GENDIROBA	MALVA-BRANCA	PERPÉTUA
GENGIBRE	MALVA-DO-CAMPO	PÊSSEGO
GERGELIM	MAMÃO	PÉ-TORTO
GERVÃO	MAMONA	PICÃO
GIRASSOL	MAMONA-BRANCA	PIMENTA
GOIABEIRA	MAMONINHA DE POBRE	PINHA
GRAMA DE JARDIM	MANDIOCA	PIRETE
GRAMINHA	MANGABEIRA	PITANGUEIRA
GRÃO-DE-GALO	MANGUE	PITEIRA
GROSELHA	MANGUEIRA	POEJO
GUACO CHEIROSO	MANJERICÃO	PUAIA
GUAIACO	MANJERICÃO ROXO	PUSTEMEIRA
GUARANÁ DO MATO	MANJERONA	QUATRO-PATACAS
GUINÉ	MARACUJÁ	QUEBRA-PEDRA
GUINÉ-PIPI	MARIA-PRETA	QUIABO
GURU	MARMELADA-DE-CACHORRO	QUINA
HORTELÃ	MARMELO	QUITOCO
IMBIRUÇU	MASTRUZ	QUIXABEIRA
IMBURANA	MEL DE ABELHA	RABÃO
IPECACUNHA	MEL DE CANA	RABO-DE-CAVALO
IPÊ	MELÃO-DE-SÃO-CAETANO	ROMEIRA
JABORANDI	MENTRASTO	ROSA BRANCA
JABUTICABEIRA	MIL-FOLHAS	RUBIACÉIA
JACARANDÁ	MILHO	RUIBARBO
JALAPA	MILHORÓ	SABÃO-DE-SOLDADO
JAPECANGA	MOCUNÃ	SABUGUEIRO
JATOBÁ-DO-RIO	MONÉSIA	SAIÃO
JATOBÁ-DO-CAMPO	MORANGO	SAIÃO-CURTO
JENIPAPO	MOSTARDA	SALGUEIRINHA
JINDIRABA	MULUNGU	SALSA-CAROBA
JUÁ-BRAVO	MUQUINHA	SALSA-DA-VIDA
JUÁ-MANSO	MUTAMBA	SALSA-DE-HORTA
JUNGO	NEGRAMINA	SALSA-DO-MATO
JUREMA-BRANCA	NOZ-DE-COLO	SALSAPARRILHA
JUREMA-PRETA	NOZ-MOSCADA	SÁLVIA
JURUBEBA	ORÉGANO	SAMAMBAIA
LÁGRIMAS-DE-N.-SENHORA	ORELHA-DE-ONÇA	SAMBAÍBA
LARANJA	PACIÊNCIA	SAMBAIBINHA
LARANJA-DA-TERRA	PANACÉIA	SÃO-BERNARDO
LARANJEIRA-DO-MATO	PAPACONHA	SÃO-CAETANO
LIMA	PARA-TUDO	SÃO-CIPRIANO

SAPÉ
SASSAFRAZ
SERPÃO
SERRALHA
SETE DORES
SETE SANGRIAS
SORVETEIRA-BRAVA
SUCUPIRA
SUMARÉ
SUPRIANINHA
TABUA
TAMARINDO

TANCHAGEM
TIBORNA
TIMBÓ
TINGUI
TIPI
TIUZINHO
TODOGARCO
TOMATEIRO
TRÊS FOLHINHAS
TREVO
TRUCISCO
UMBU

UNHA DANTE
URTIGA MAIOR
UVA DO MATO
UVA ESPINHO
VELAME
VERBENA
VINHÁTICO
VIOLETA
XINXALÔ
CATAPLASMA

FRESCAS/DESIDRATADAS

INFUSÃO
DECOCÇÃO
EXTRATO
SUMO
PÓ
XAROPE
TINTURA
ESSÊNCIA
UNGÜENTO
FOMENTAÇÃO
COMPRESSA FRIA

HIDROTERAPIA

BANHO
MEIO BANHO
BANHO DE ASSENTO
ESCALDA-PÉS
LAVAGEM DOS OLHOS
BANHO DE VAPOR
OUTROS TIPOS DE BANHO

1 X POR DIA
2 X POR DIA
3 X POR DIA
4 X POR DIA
5 X POR DIA
DIAS ALTERNADOS
1 X POR SEMANA
2 X POR SEMANA
3 X POR SEMANA

1/4 DE COLHER DE CHÁ
1/2 COLHER DE CHÁ
1 COLHER DE CHÁ
2 COLHERES DE CHÁ

1 COLHER DE SOPA
2 COLHERES DE SOPA
3 COLHERES DE SOPA

Lista de Trabalho nº 7

REMÉDIOS HOMEOPÁTICOS	3X	6X	12X	30X

Abies Canadensis
Abies Nigra
Abrotanum
Absinthium
Acalypha Indica
Acetanilidum
Aconitum Napellus
Acetic Acid
Actea Spicata
Adonis Vernalis
Adrenalin
Aesculus Hippocastanum
Aethiops Mercurialis M.
Aethusa Cynapium
Agaricus Muscarius A.
Agave Americana
Agnus Castus
Agraphis Nutans
Ailanthus Glandulosa
Aletris Farinosa
Alfalfa
Allium Cepa
Allium Sativum
Alnus
Aloe
Alstonia Scholaris
Alumen
Alumina
Alumina Silicata
Ambra Grisea
Ambrosia
Ammoniacum-Dorema
Ammonium Benzoicum
Ammonium Bromatum
Ammonium Carb
Ammonium Causticum
Ammonium Jodatum
Ammonium Muriaticum
Ammonium Phosphoricum
Ammonium Picratum
Ammonium Valerianicum
Ampelopsis
Amygdalus Persica
Amyl Nitrosum
Anacardium
Anagallis
Anatherum
Anhalonium
Anemopsis Californica
Angustura Vera
Anilinum
Anthemis Nobilis

Anthracinum
Anthrakokali
Antimonium Arsenicosum
Antimonium Crudum
Antimonium Sulphuratum A.
Antimonium Tartaricum
Antipyrine
Apis Mellifica
Apium Graveolens
Apocynum Androsaemifolium
Apocynum Cannabinum
Apomorphia
Aquilegia
Aragallus Lamberti
Aralia Racemosa
Aranea Diadema
Arbutus Andrachne
Areca
Argemone Mexicana
Argentum Metallicum
Argentum Nitricum
Aristolochia Milhomens
Arnica
Arsenicum Album
Arsenicum Bromatum
Arsenicum Hydrogenisatum
Arsenicum Iodatum
Arsenicum Metallicum
Arsenicum Sulfuratum F.
Artemisia Vulgaris
Arum Dracontium
Arum Triphyllum
Arundo
Asafoetida
Asarum Europum
Asclepias Syriaca
Asclepias Tuberosa
Asimina Triloba
Asparagus Officinalis
Aspidosperma
Astacus Fluviatilis
Asterias Rubens
Astragalus Mollissimus
Aurum Metallicum
Aurum Muriaticum N.
Avena Sativa
Azadirachta Indica
Bacillinum
Badiaga
Balsamum Peruvianum
Baptisia
Barosma Crenata

Baryta Acetica
Baryta Carb
Baryta Iodata
Baryta Muriatica
Belladonna
Bellis Perennis
Benzenum C.N.
Benzoicum Acidum
Berberis Aquifolium M.
Berberis Vulgaris
Beta Vulgaris
Betonica
Bismuthum
Blatta Americana
Blatta Orientalis
Boletus Laricis P.O.
Boricum Acidum
Borax
Bothrops Lanciolatus L.
Botulinum
Bovista
Brachyglottis
Bromum
Bryonia
Bufo
Butyric Acid
Cactus Grandiflorus S.S.
Cadmium Sulph.
Cahinca
Cajuputum
Caladium Seguinum
Calcarea Acetica
Calcarea Arsenica
Calcarea Carbonica O.
Calcarea Fluorica
Calcarea Iodata
Calcarea Phosphorica
Calcarea Silicata
Calcarea Sulphurica
Calendula Officinalis
Calotropis
Caltha Palustris
Camphora
Camphora Mono B.
Canchalagua
Cannabis Indica
Cannabis Sativa
Cantharis
Capsicum
Carbo Animalis
Carbo Vegetabilis
Carbolicum Acidum
Carboneum Hydrogenisatum

Carboneum Oxygenisatum	Collinsonia Canadensis	Euphorbium
Carboneum Sulphuratum	Colocynthis	Euphrasia
Carduus Marianus	Comocladia Dentata	Eupion
Carlsbad	Condurango	Fabiana Imbricata
Cascara Sagrada R.P.	Conium	Fagopyrum
Cascarilla	Gonvallaria Majalis	Fel Tauri
Carcinosin	Copaiva	Ferrum Iodatum
Castanea Vesca	Corallium	Ferrum Magneticum
Castor Equi	Corallorhiza	Ferrum Metallicum
Castoreum	Cornus Circinata	Ferrum Phosphoricum
Cataria Nepeta	Corydalis D.C.	Ferrum Picricum
Caulophylum	Cotyledon	Ficus Religiosa
Causticum	Crataegus	Filix Mas A.
Ceanothus	Crocus Sativa	Fluoricum Acidum
Cedron S.F.	Crotalus Horridus	Formalin
Cenchris Contortrix A.	Croton Tiglium	Formica Rufa M.
Cereus Bonplandii	Cubeba	Fragaria
Cerium Oxalicum	Cucurbita Pepo	Franciscea
Chamomilla	Cucurbita Citrullus	Fraxinus Americana
Chaparro Amargoso	Cuphea	Fuligo Ligni
Chelidonium Majus	Cuprum Aceticum	Fucus Vesiculosus
Chenopodium Anthelminticum	Cuprum Arsenitum	Fuchsina M.
Chenopodi Glauci Aphis	Cuprum Metallicum	Galanthus Nivalis
Chelone	Curare W.	Galium Aparine
Chimaphila Umbellata	Cyclamen	Gallicum Acidum
Chininum Arsenicosum	Cypripedium	Gambogia G.M.
Chininum Sulphuricum	Daphne Indica	Gaultheria
Chionanthus	Digitalis	Gelsemium
Chloralum	Dioscorea Villosa	Gentiana Lutea
Chloroformum	Diosma Lincaris	Geranium Maculatum
Chlorum	Diphtherinum	Gettysburg Water
Cholesterinum	Dolichos Puriens M.	Ginseng
Chromicum Acidum	Doryphora	Glonoine
Chrysarobinum	Drosera	Glycerinum
Cicuta Virosa	Duboisia	Gnaphalium
Cimex A.	Dul camara	Golondrina
Cimicifuga Racemosa	Echinacea R.	Gossypium
Cina	Elaps Corallinus	Granatum
Cinchona Officinalis	Elaterium E.	Graphites
Cineraria	Eosin	Gratiola
Cinnabaris M.S.R.	Epigea Repens	Grindelia
Cinnamonum	Epiphegus O	Guaco
Cistus Canadensis	Equisetum	Guaiacum
Citrus Vulgaris	Erechthites	Guarea
Clematis Erecta	Erigeron L.C.	Gymnocladus
Cobaltum	Eriodictyon	Haematoxylon
Coca E.C.	Eryngium Aquaticum	Hamamelis Virginica
Cocaina	Eschscholtzia Californica	Hedoema
Coccinella Septempunctata	Eucalyptus Glogulus	Hekla Lava
Cocculus	Eugenia Jambos J.V.	Helleborus
Coccus Cacti	Euonymus Atropurpurea	Helianthus
Cochlearia Armoracia A.	Eupatorium Aromaticum	Heloderma
Codeinum	Eupatorium Perfoliatum	Helonias C.
Coffea Cruda	Eupatorium Purpureum	Hepar Sulphuris Calc.
Colchicum	Euphorbia Lathyris	Hepatica

Heracleum B.U.	Kreosotum	Mercurius Iodatus Flavus
Hippomanes	Laburnum	Mercurius Iodatus Ruber
Hippozaenium	Lac Caninum	Mercurius Sulphuricus
Hippuric Acid	Lac Defloratum	Hydrarc. Oxyd. Sub-Sulph.
Hoang Nan S.G.	Lachesis	Methylene Blue
Homarus	Lachnantes	Mezereum
Hura Braziliensis	Lacticum Acidum	Micromeria
Hydrangea	Lactuca Virosa	Millefolium
Hydrastis	Lamium	Mitchella
Hydrocotyle	Lapis Albus	Momordica Balsamina
Hydrocyanic Acid	Lappa A.	Morphinum
Hydrophobinum	Lathyrus	Mochus
Hyoscyamus	Latrodectus Mactans	Murex
Hypericum	Laurocerasus	Muriaticum Acidum
Iberis	Lecithin	Mygale Lasiodora
Ichthyolum	Ledum	Myosotis
Ignatia	Lemna Minor	Myrica
Illicium	Lepidium Bonariense	Myristica Sebifera
llex Aquifolium	Leptandra	Myrtun Communis
Indigo	Liatris Spicata S.	Naja Tripudians
Indium	Lilium Tigrinum	Naphthaline
Indol	Limulus X.	Narcissus
Insulin	Linaria	Natrum Arsenicum
Inula	Linum Usitatissimum	Natrum Carbonicum
lodoformum	Lithium Carbonicum	Natrum Chloratum
lodum	Lobelia Inflata	Natrum Muriaticum
Ipecacuanha	Lobelia Purpurascens	Natrum Nitricum
Iridium	Lolium Temulentum	Natrum Phosphoricum
Iris Versicolor	Lonicera Xylosteum	Natrum Salicylicum
Jacaranda	Lupulus H.	Natrum Sulphuricum
Jalapa E.P.	Lycopodium	Niccolum
Jatropha	Lycopus Virginicus	Niccolum Sulphuricum
Jequirity A.P.	Magnesia Carbonica	Nitricum Acidum
Jonosia Asoca	Magnesia Muriatica	Nitri Spiritus Dulcis
Juglans Cinerea	Magnesia Phosphorica	Nitro M.A.
Juglans Regia	Magnesia Sulphurica	Nuphar Luteum
Juncus Effusus	Magnolia Grandiflora	Nux Moschata
Juniperus Communis	Malandrinum	Nux Vomica
Justicia Adhatoda Basaka	Mancinella	Nyctanthes Arbor T.
Kali Arsenicum	Manganum Aceticum	Ocimum Canum
Kali Bichromicum	Mangifera Indica	Oenanthe Crocata
Kali Bromatum	Medorrhinum	Oleander N.O.
Kali Carbonicum	Medusa	Oleum Animale
Kali Chloricum	Mel Cum Sale	Oleum Jecoris Aselli
Kali Cyanatum	Melilotus	Oleum Santali
Kali Hydriodicum	Menispermum	Oniscus Asellus M.
Kali Muriaticum	Mentha Piperita	Onosmodium
Kali Nitricum N.	Menthol	Oophorinum
Kali Permanganicum	Menyanthes	Operculina Turpethum
Kali Phosphoricum	Mephites	Opium P.S.
Kali Silicatum	Mercurialis Perennis	Opuntia F.I.
Kali Sulphuricum	Mercurius Hydrargyrum	Oreodaphne
Kalmia Latifolia	Mercurius Corrosivus	Origanum
Kaolin	Mercurius Cyanatus	Ornithogalum Umbellatum
Kousso B.	Mercurius Dulcis	Osmium

Ostrya Virginica	Ranunculus Sceleratus	Spongia Tosta
Ovi Gallinae Pellicula	Raphanus	Squilla Maritima
Oxalicum Acidum	Ratanhia	Stannum
Oxydendron A.A.	Rhamnus Californica	Staphysagria
Oxytropis	Rheum	Stellaria Media
Paeonia	Rhodium	Sterculia
Palladium	Rhododendron	Sticta
Paraffine	Rhus Aromatica	Stigmata Maydis Z.
Pareira Brava C.T.	Rhus Glabra	Stillingia
Paris Quadrifolia	Rhus Toxicodendron	Stramonium
Parthenium E.A.	Rhus Venenata	Strontia
Passiflora Incarnata	Ricinus Communis B.	Strophanthus Hispidus
Paullinia Sorbilis	Robinia	Strychninum
Penthorum	Rosa Damascena	Strychnia Phosphorica
Pertussin	Rumex Crispus	Succinum
Petroleum	Ruta Graveolens	Sulfonal
Petroselinum	Sabadilla	Sulphur
Phaseolus	Sabal Serrulata	Sulphur Iodatum
Phellandrium	Sabina	Sulphuricum Acidum
Phosphoricum Acidum	Saccharum Officinale S.	Sulphurosum Acidum
Phosphorus	Salicylicum Acidum	Symbul F.S.
Physalis S.V.	Salix Nigra	Symphoricarpus Racemosa
Physostigma	Salvia Officinalis	Symphytum
Phytolacca	Sambucus Nigra	Syphilinum
Picricum Acidum	Sanguinaria	Syzygium Jambolanum
Pilocarpus Microphyllus	Sanguinaria Nitrica	Tabacum
Pinus Sylvestris	Sanicula A.	Tanacetum Vulgare
Piper Methysticum	Santoninum	Tannic Acid
Piper Nigrum	Saponaria	Tarentula Cubensis
Pituitary Gland	Sarcolactic Acid	Tarentula Hispania
Pix Liquida	Sarracenia Purpurea	Taraxacum
Plantago Major	Sarsaparilla	Tartaricum Acidum
Platanus Occidentalis	Scrophularia Nodosa	Taxus Baccata
Platina	Scutellaria Lateriflora	Tellurium
Plumbum Metallicum	Secale Cornutum C.P.	Terebinthina
Podophyllum	Sedum Arce	Teucrium Marum
Polygonum Punctatum	Selenium	Thallium
Polyporus Pinicola	Sempervivum Tectorum	Thaspium Aureum Z.
Ppulus Candicans	Senecio Aureus	Thea
Populus Tremuloides	Senega	Theridion
Pothos Foetidus	Senna	Thiosinaminum R.
Primula Veris	Sepia	Thlaspi Bursa Pastoris C.
Primula Obconica	Serum Anguillar Ichthyotoxin	Thuja Occidentalis
Propylamin T.	Silicea	Thymol
Prunus Spinosa	Silphium	Thymus Serpyllum
Psorinum	Sinapis Nigra B.N.	Thyroidinum
Ptelea	Skatol	Tilia Europa
Pulex Irritans	Skookum C.	Titanium
Pulsatilla	Solanum Lycopersicum L.E.	Tongo D.O.
Pyrogenium	Solanum Nigrum	Torula Cerevisiae
Quassia P.E.	Solidago Virga	Tribulus Terrestris
Quercus Glandium Spir.	Spartium Scoparium C.S.	Trifolium Pratense
Quillaya Saponaria	Spigelia	Trillium Pendulum
Radium	Spiraea Ulmaria	Triosteum Perfoliatum
Ranunculus Bulbosus	Spiranthes	Trinitrotoluene

Triticum A.R.
Trombidium
Tuberculinum
Turnera
Tussilago Petasites
Upas Tiente
Uranium Nitricum
Urea
Urtica Urens
Usnea Barbata
Ustilago Maydis
Uva Ursi
Vaccininum
Valeriana
Vanadium
Vanilla P.
Variolinum
Veratrum Album
Veratrum Viride
Verbascum
Verbena
Vespa Crabro
Viburnum Opulus
Vinca Minor
Viola Odorata
Viola Tricolor
Vipera
Viscum Album
Wyethia
Xanthoxylum
Xerophyllum
X-Ray
Yohimbinum
Yucca Filamentosa
Zincum Metallicum
Zincum Valerianum
Zingiber

Tomar por via oral

Transmissão
lx por dia
2x por dia
3x por dia
4x por dia
5x por dia
6x por dia

SAIS CELULARES BIOQUÍMICOS HYLANDS OU NU-AGE
l. Calcarea Fluorica: Calc. Fluor
2. Calcarea Phosphorica: Calc Phos
3. Calcarea Sulphurica: Calc Sulph
4. Ferrum Phosphoricum: Ferr. Phos
5. Kali Muriaticum: Kali Mur.

6. Kali Phosphoricum: Kali Phos
7. Kali Sulphuricum: Kali Sulph
8. Magnesia Phosphorica: Mag. Phos
9. Natrum Muriaticum: Nat. Mur
10. Natrum Phosphoricum: Nat. Phos
11. Natrum Sulphuricum: Nat. Sulph.
l2. Silicea: Silica

COMBINAÇÕES HYLANDS

Fosfatos bioquímicos: cinco fosfatos
Bioplasma: Todos os doze

COMBINAÇÕES NU-AGE A NOME NÚMERO
A Insomnia(4-6-8)
B Debility(2-4-6)
C Acidity(2-5-7-12)
D Acne(3-5-7-12)
E Tonic(os cinco fosfatos)
G Elastic(1-2-6-9)
H Biliousness(9-11-1)
I Muscular(4-7-9)
J Colds(4-5-9)
K Throat(4-5-6)
M Fever(4-5-11)
N Catarrhal(5-2-8-6)
O Neuralgic Pains(8-4-6)
P Nervous Tension(8-2-1)

NOMES DAS COMBINAÇÕES HYLANDS
Alfa Tonic
Arden's Hygeinic Powder
Arnicated Oil
Bulk Lax Plain
Bulk Lax & Cascara
Calms
Calms Forte
Di-Uriform
Femitone
Homo-Ferrum
Nerve Tonic Tablets
Pile Ointment
Poison Oak
Propene Tablets

PRODUTOS DE CALÊNDULA

Calendula Cerate
Calendula Non-alcoholic

Calendula Oil
Calendula Soap

PRODUTOS PARA CRIANÇAS
Bed-wetting
Chiel-lax
Colic Tablets
C-plus
Coug Syrup with Honey
Pink Aspirin
Teething Tablets
Vitamin C

NÚMERO DAS COMBINAÇÕES HYLANDS

NÚMERO NOME
4. Cough-Cold
6. Neuralgia
7. Headache
9. Cough
10. Gas
11. Fever
13. Menopause
14. Head Colds
15. Bladder
16. Diarrhoea
17. Dry Cough
18. Acid Indigestion
19. Cough
20. Dry Cough - Smog
21. Reumathic Pain
22. Muscular, Back, Legs
23. Insomnia
24. Menstrual Cramps
25. Indigestion
27. Fever Blisters
30. Piles
31. Biliousness
38. Hayfever
40. Dispepsia
44. Moist Cough
46. Hives, Welts on Skin
47. Catarrh
48. Back, Kidney, Bladder
49. Back, Cold
62. Dry Cough
555. Cramping Muscles

Na Suíça:
Dr. Reckewaj
Sais Celulares

1 2 3 4 5 6 7 8 9 10 11 12 13 14 15 16 17 18 19 20

Lista de Trabalho nº 8

AS CORES PRIMÁRIAS HARMONIZAM A ATIVIDADE ENERGÉTICA
A FORÇA VITAL É A ENERGIA QUE SE ATRAI

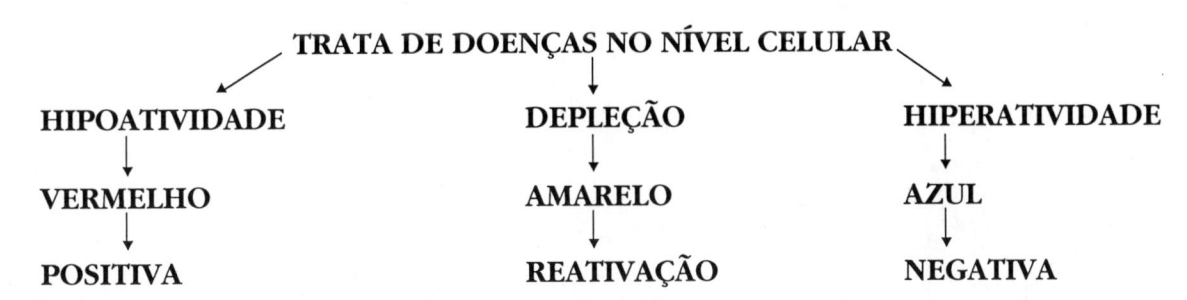

AMARELO

QUALIDADE MASCULINA-FEMININA

TRATA DE DOENÇAS NO NÍVEL CELULAR

HIPOATIVIDADE	DEPLEÇÃO	HIPERATIVIDADE
VERMELHO	AMARELO	AZUL
POSITIVA	REATIVAÇÃO	NEGATIVA

EM PRIMEIRO LUGAR, APLICA-SE A COR PRIMÁRIA MAIS INDICADA PARA TRATAR A CAUSA E RESTAURAR O EQUILÍBRIO DO CORPO.

EM SEGUIDA, APLICAM-SE AS CORES SECUNDÁRIAS PARA ACELERAR O PROCESSO DE CURA E MANTER O EQUILÍBRIO DO CORPO.

POR FIM, APLICAM-SE AS CORES INTERMEDIÁRIAS PARA APRIMORAR E CONCLUIR O TRATAMENTO.

CORES PRIMÁRIAS

1. AMARELO —————————————— Energia Vital - Luz do sol - Anti-séptica - Destrói vírus, bactérias - Combate infecções, venenos, toxinas, inflamações, tumores, pus, furúnculos, culturas. Age através de cada célula, reativando, regenerando, rejuvenescendo, energizando - favorecendo toda a atividade celular. Indicada em casos de DEPLEÇÃO, ou seja, quando o organismo enfraquece devido à perda excessiva de um constituinte como sal, água etc: paralisia, gravidez, problemas pré-natais, parto, cicatrização, cirurgias, aderências, amputações, cicatrizes, erupções cutâneas, eczemas, calvície; pode ser usada em todas as membranas mucosas, revestimentos de cavidades, e depressões, quando afetados por depleção física.

2. VERMELHO —————————————— Quente - Positivo - Estimulante - Eleva as condições gerais do organismo - Reconstitui as células sanguíneas - Melhora a circulação e todas as outras funções do organismo. Indicado para casos de HIPOATIVIDADE: Insuficiências, deficiências, pressão baixa, hipoglicemia, hipotiroidismo, todo tipo de escassez ou deficiência.

3. AZUL —————————————— Frio - Negativo - Reduz - Baixa até os índices normais a condição geral do organismo. Indicado para HIPERATIVIDADE: excessos, pressão alta, hiperglicemia, obesidade, hipertiroidismo, câncer, todos os problemas causados por excessos ou índices elevados.

CORES SECUNDÁRIAS

4. VIOLETA —————————————— Age com mais eficácia no corpo etérico. Indicado somente para RESTAURAR O EQUILÍBRIO: emergências, situações extremas, acidentes, choques, traumas, cirurgias, coma, doenças mentais ativas ou inativas, insanidade, possessões.

5. VERDE —————————————— Estimula a capacidade que o corpo tem de curar a si mesmo. Indicado para estimular o CRESCIMENTO DAS CÉLULAS: acelera e contribui com o processo de cura e de convalescença.

6. LARANJA —————————————— Ajuda na assimilação de todos os elementos que atuam ou entram no organismo: água, alimentos, medicamentos; ajuda o corpo a se adaptar a mudanças climáticas - calor, frio. Indicado para AUXILIAR A DIGESTÃO: eliminação, alterações funcionais.

CORES INTERMEDIÁRIAS

7. VERDE-LIMÃO — Energiza e reconstitui
8. VERDE AZULADO — Baixa a febre e combate infecções
9. VIOLETA AZULADO — Reduz a atividade etérica
10. VIOLETA AVERMELHADO — Estimula a atividade etérica
11. LARANJA AVERMELHADO — Estimula e energiza
12. LARANJA AMARELADO — Controla infecções e estimula a regeneração
BRANCO — Aplique LUZ BRANCA só para tratar os chakras.

Lista de Trabalho nº 9

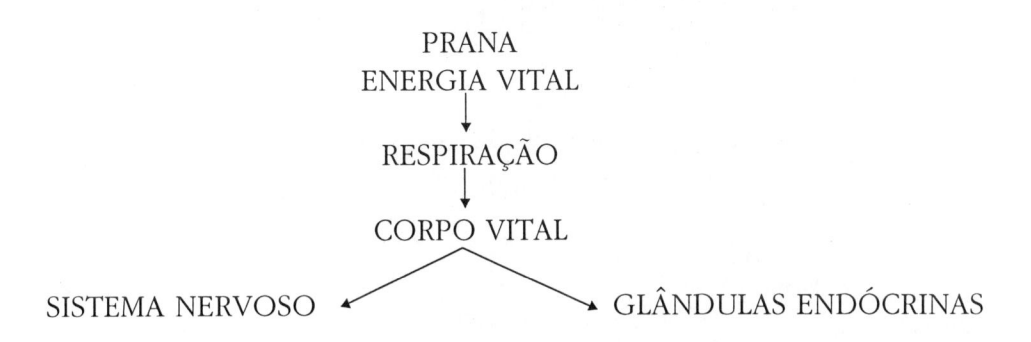

PRANA
ENERGIA VITAL
↓
RESPIRAÇÃO
↓
CORPO VITAL

SISTEMA NERVOSO ← → GLÂNDULAS ENDÓCRINAS

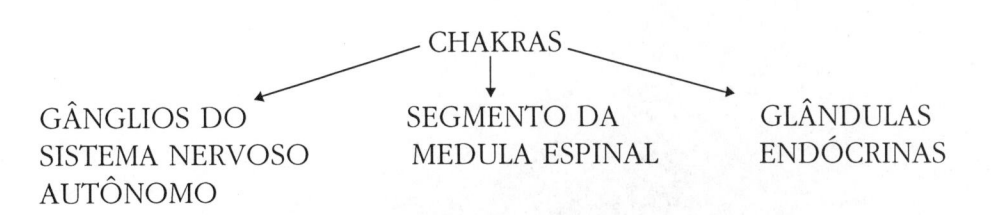

CHAKRAS

GÂNGLIOS DO
SISTEMA NERVOSO
AUTÔNOMO

SEGMENTO DA
MEDULA ESPINAL

GLÂNDULAS
ENDÓCRINAS

CHAKRAS

1. CHAKRA DA RAIZ ——————— ENERGIA SEXUAL E CRIATIVIDADE
2. CHAKRA ESPLÊNICO——————— ATITUDE GERAL NA VIDA
3. CHAKRA DO PLEXO SOLAR——— NATUREZA EMOCIONAL
4. CHAKRA DO CORAÇÃO————— PENSAMENTO E EMOÇÃO
5. CHAKRA DA GARGANTA———— ENTRELAÇAMENTO DO HOMEM ESPIRITUAL: AUTO-EXPRESSÃO
6. CHAKRA FRONTAL —————— PERCEPÇÃO-RESPONSABILIDADE POR SI MESMO – DIRETRIZ
7. CHAKRA DA COROA——————— ENERGIA ESPIRITUAL SUPERIOR – DISTÚRBIOS PREMATUROS – SENSIBILIDADE

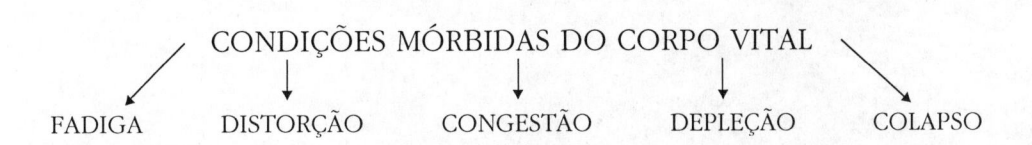

CONDIÇÕES MÓRBIDAS DO CORPO VITAL

FADIGA   DISTORÇÃO   CONGESTÃO   DEPLEÇÃO   COLAPSO

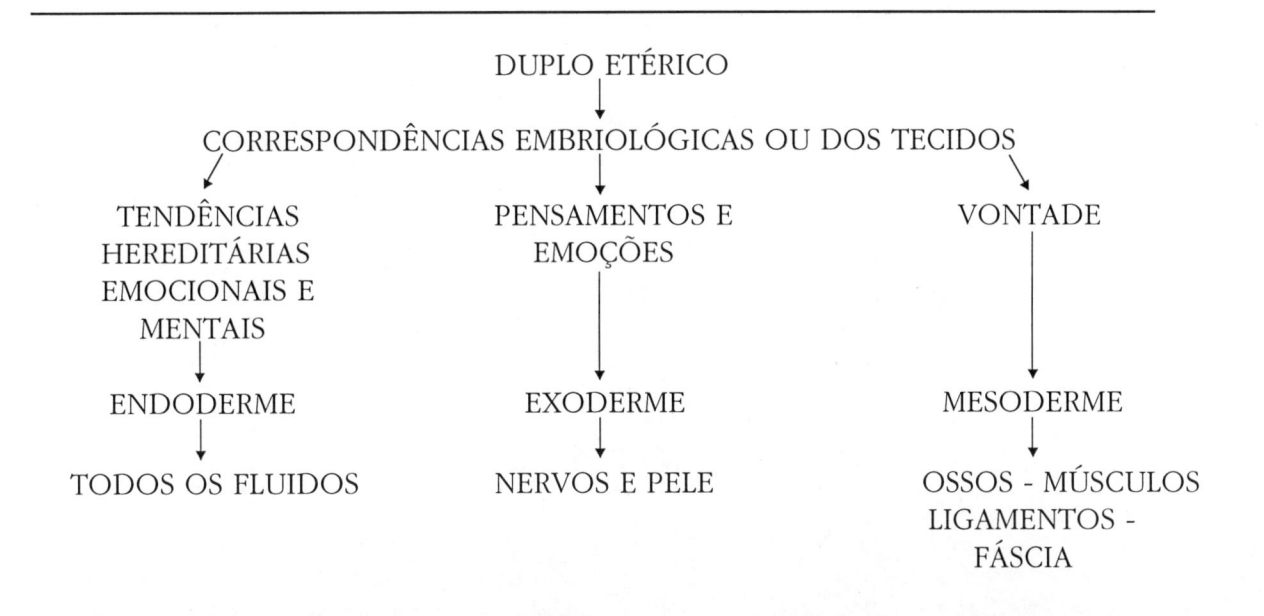

DUPLO ETÉRICO

CORRESPONDÊNCIAS EMBRIOLÓGICAS OU DOS TECIDOS

TENDÊNCIAS HEREDITÁRIAS EMOCIONAIS E MENTAIS	PENSAMENTOS E EMOÇÕES	VONTADE
ENDODERME	EXODERME	MESODERME
TODOS OS FLUIDOS	NERVOS E PELE	OSSOS - MÚSCULOS LIGAMENTOS - FÁSCIA

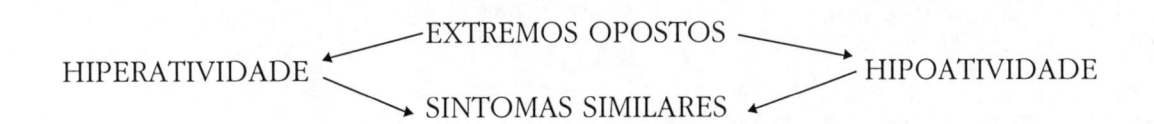

HIPERATIVIDADE ← EXTREMOS OPOSTOS → HIPOATIVIDADE

SINTOMAS SIMILARES

nº 1. CHAKRAS E CENTROS NERVOSOS

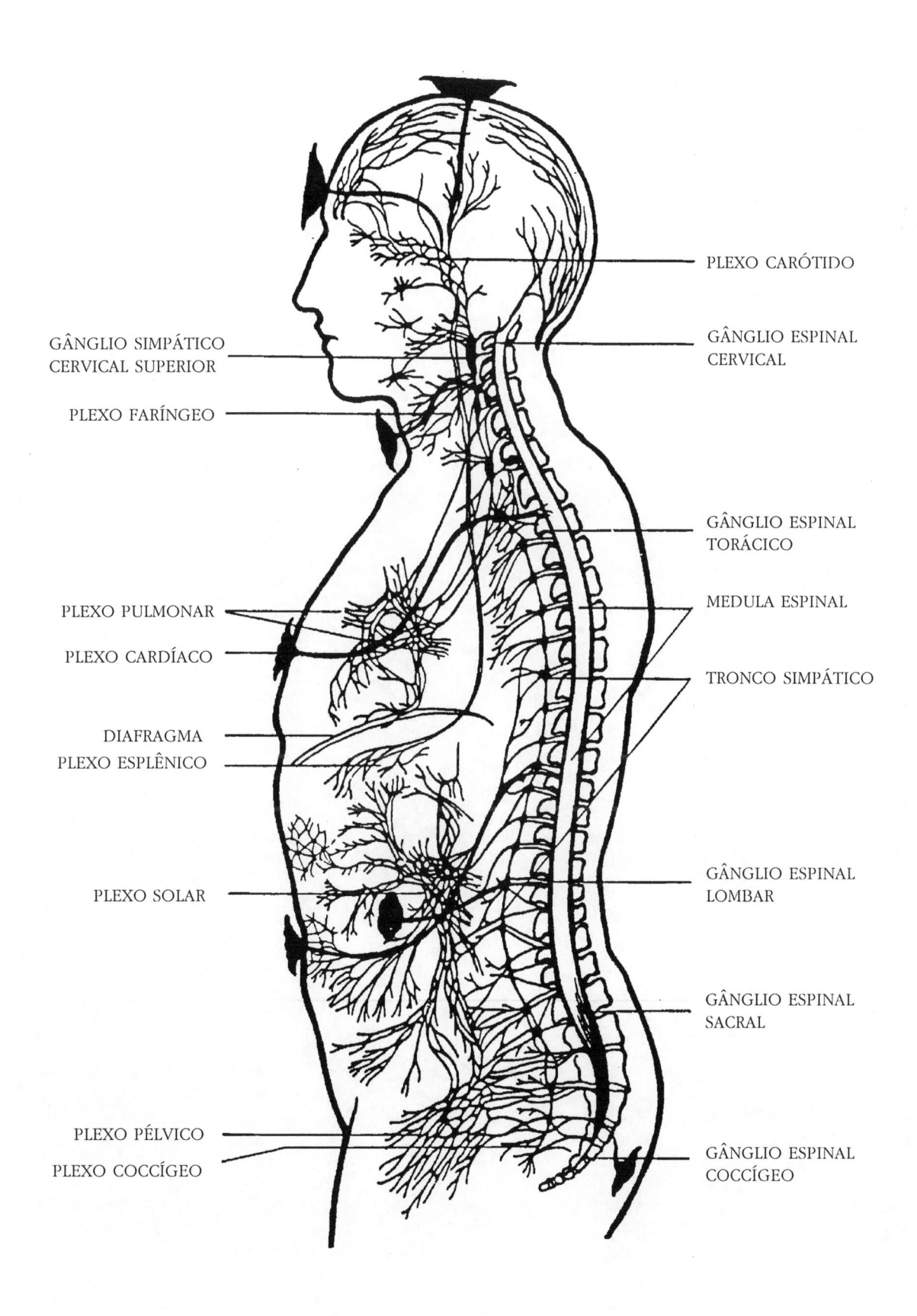

PLEXO CARÓTIDO

GÂNGLIO ESPINAL
CERVICAL

GÂNGLIO SIMPÁTICO
CERVICAL SUPERIOR

PLEXO FARÍNGEO

GÂNGLIO ESPINAL
TORÁCICO

PLEXO PULMONAR

MEDULA ESPINAL

PLEXO CARDÍACO

TRONCO SIMPÁTICO

DIAFRAGMA
PLEXO ESPLÊNICO

PLEXO SOLAR

GÂNGLIO ESPINAL
LOMBAR

GÂNGLIO ESPINAL
SACRAL

PLEXO PÉLVICO

PLEXO COCCÍGEO

GÂNGLIO ESPINAL
COCCÍGEO

nº 2. ARTÉRIAS

1. RAMO FRONTAL DA ARTÉRIA TEMPORAL
2. OFTÁLMICA
3. ANGULAR
4. MAXILAR EXTERNA
5. SUBMENTAL
6. CARÓTIDA COMUM
7. SUBCLÁVIA ESQUERDA
8. AORTA ASCENDENTE
9. AXILAR
10. VEIAS PULMONARES
11. CORONÁRIA ESQUERDA
12. MAMÁRIA INTERNA ESQUERDA
13. ARTÉRIAS INTERCOSTAIS
14. BRAQUIAL
15. MESENTÉRICA SUPERIOR
16. RENAL ESQUERDA
17. AORTA ABDOMINAL
18. RADIAL
19. ULNAR
20. FEMORAL PROFUNDA
21. POPLÍTEA
22. TIBIAL ANTERIOR
23. ARTÉRIAS DORSAIS DO PÉ
24. PLANTAR MEDIAL
25. TIBIAL POSTERIOR
26. FIBULAR
27. FEMORAL
28. CIRCUNFLEXA EXTERNA
29. ILÍACA COMUM
30. HIPOGÁSTRICA
31. ESPERMÁTICA
32. MESENTÉRICA INFERIOR
33. GASTRODUODENAL
34. CORONÁRIA DIREITA
35. CERVICAL PROFUNDA
36. OCCIPITAL
37. TEMPORAL SUPERFICIAL

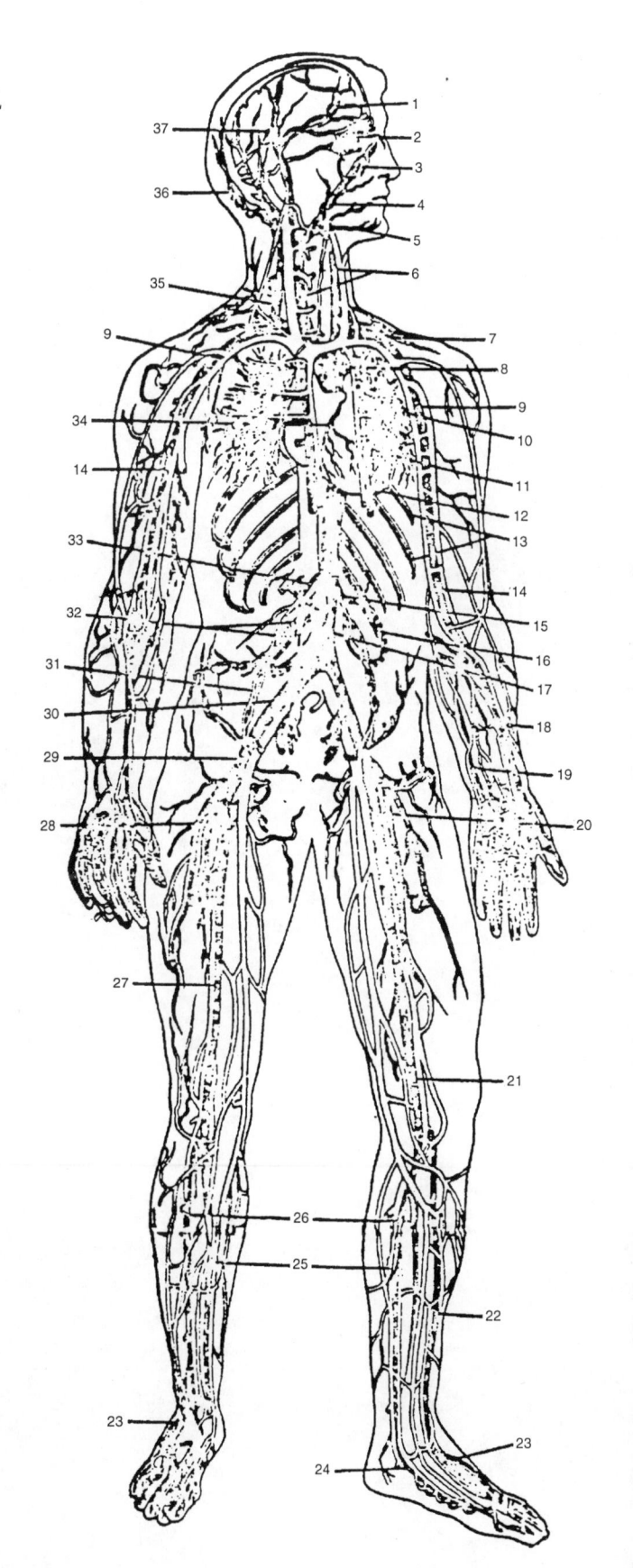

nº 3. VEIAS

1. SINUS SAGITAL SUPERIOR
2. TEMPORAL
3. FRONTAL
4. MAXILAR EXTERNA
5. LABIAL INFERIOR
6. TIREÓIDEA SUPERIOR
7. TIREÓIDEA INFERIOR
8. JUGULAR INTERNA
9. JUGULAR ANTERIOR
10. INOMINADA ESQUERDA
11. MAMÁRIA INTERNA
12. ARTÉRIA PULMONAR
13. VEIAS INTERCOSTAIS
14. PORTA
15. GÁSTRICA
16. LINEAL
17. MESENTÉRICA INFERIOR
18. MESENTÉRICA SUPERIOR
19. ESPERMÁTICA
20. ILÍACA COMUM
21. FEMORAL
22. SAFENA MAGNA
23. POPLÍTEA
24. TIBIAL ANTERIOR
25. TIBIAL POSTERIOR
26. DORSAL DO PÉ
27. PLANTAR MEDIAL
28. CUTÂNEA FEMORAL EXTERNA
29. ILÍACA EXTERNA
30. CEFÁLICA
31. CAVA INFERIOR
32. RENAL DIREITA
33. BASÍLICA
34. DISTRIBUIÇÃO DA VEIA PORTA NO FÍGADO
35. BRAQUIAL PROFUNDA
36. CAVA SUPERIOR
37. SUBCLÁVIA DIREITA
38. INOMINADA DIREITA
39. JUGULAR EXTERNA DIREITA
40. OCCIPITAL

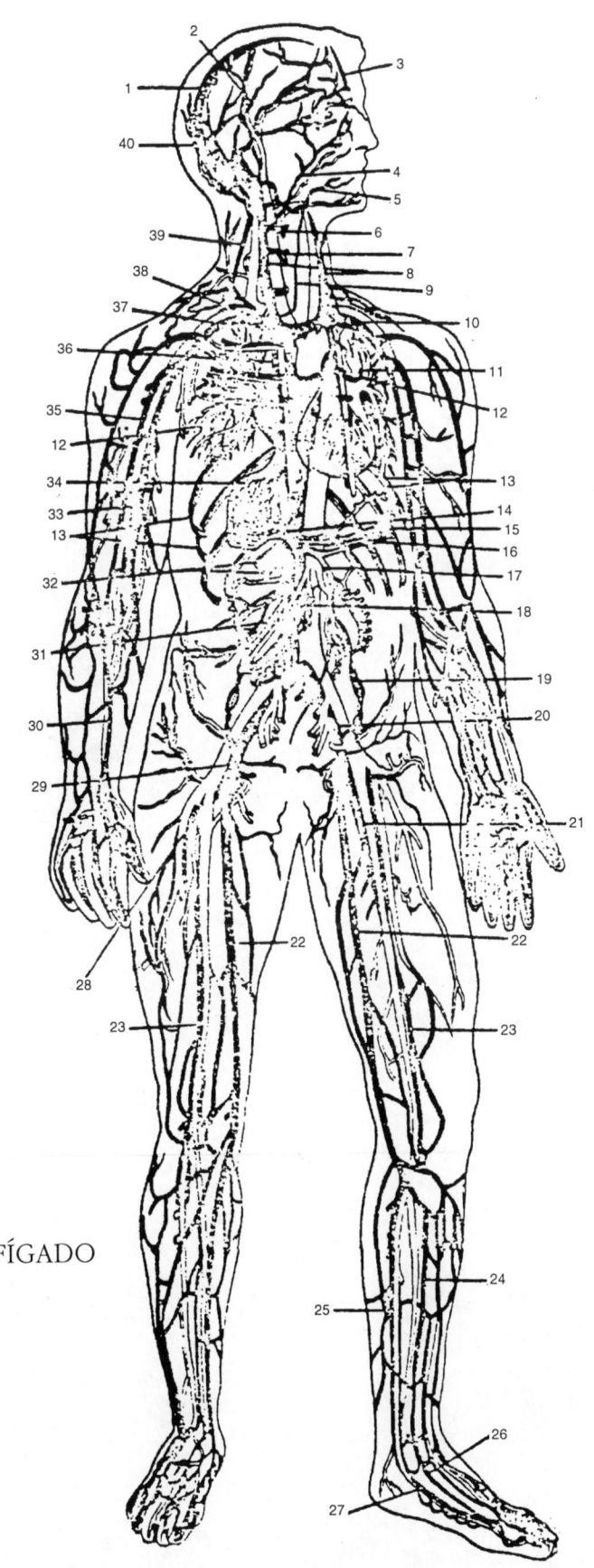

nº 4. MÚSCULOS - VISTA FRONTAL

1. APONEUROSE
2. FRONTAL
3. ORBICULAR DO OLHO
4. MASSETER
5. NASAL
6. QUADRADO DO LÁBIO SUPERIOR
7. ZIGOMÁTICO
8. ORBICULAR DA BOCA
9. QUADRADO DO LÁBIO INFERIOR
10. MENTONIANO
11. TIREÓIDEO
12. OMOIÓIDEO
13. ESTERNOIÓIDEO
14. ESTERNOTIREÓIDEO
15. ESTERNOCLIDOMASTÓIDEO
16. PEITORAL MENOR
17. INTERCOSTAL INTERNO
18. CORACOBRAQUIAL
19. SERRÁTIL ANTERIOR
20. INTERCOSTAL EXTERNO
21. TRÍCEPS DO BRAÇO
22. RETO ABDOMINAL
23. LINHA ALBA
24. OBLÍQUO INTERNO
25. PIRAMIDAL
26. FLEXOR PROFUNDO DOS DEDOS
27. FLEXOR SUPERFICIAL DOS DEDOS
28. EXTENSOR RADIAL DO PUNHO
29. PRONADOR QUADRADO
30. TENSOR DA FÁSCIA LATA
31. GLÚTEO MÍNIMO
32. SARTÓRIO
33. RETO FEMORAL
34. ADUTOR MÍNIMO
35. ADUTOR CURTO
36. GRANDE ADUTOR
37. GRÁCIL
38. VASTO LATERAL
39. VASTO INTERMEDIÁRIO
40. VASTO MEDIAL
41. TENDÃO DO RETO FEMORAL (CORTADO)
42. FIBULAR LONGO

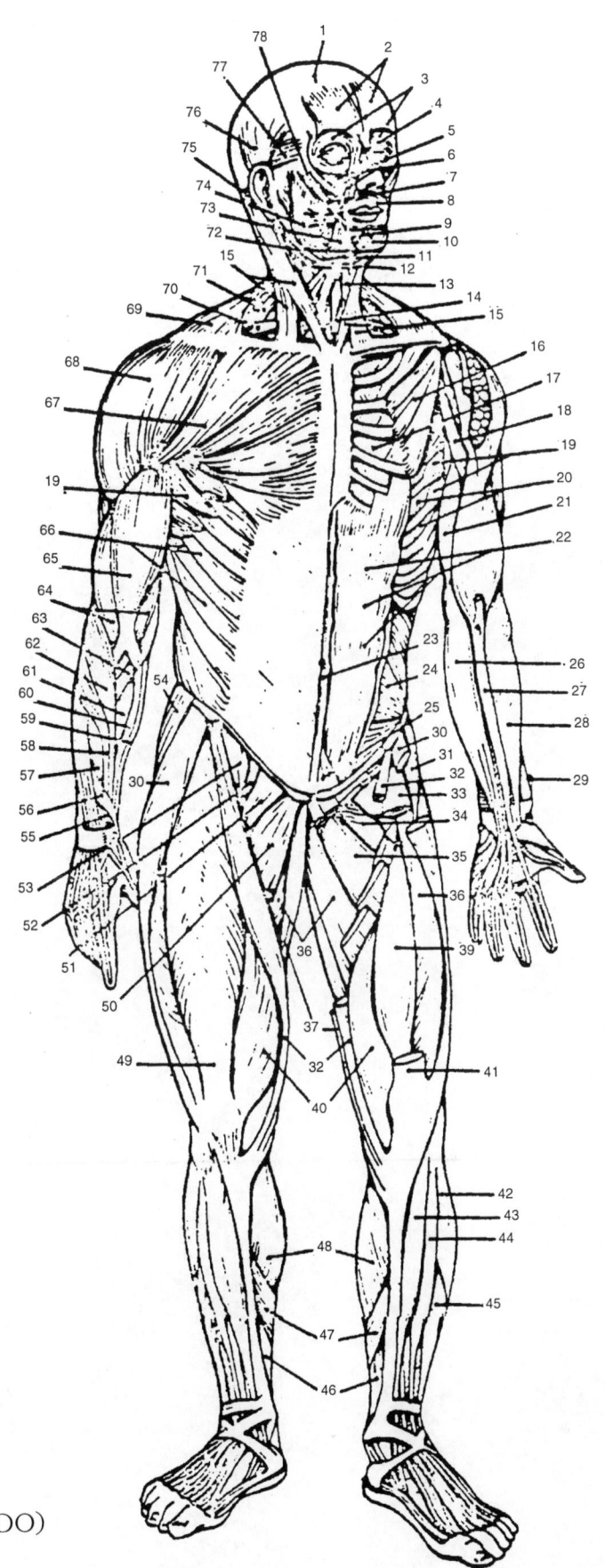

43. TIBIAL ANTERIOR
44. EXTENSOR LONGO DOS DEDOS
45. FIBULAR BREVE
46. TIBIAL POSTERIOR
47. SOLEAR
48. GASTROCNÊMIO
49. RETO FEMORAL
50. ABDUTOR LONGO
51. PECTÍNEO
52. PSOAS MAIOR
53. ILÍACO
54. GLÚTEO MÉDIO
55. EXTENSOR CURTO DO POLEGAR
56. ABDUTOR LONGO DO POLEGAR
57. EXTENSOR CURTO RADIAL DO PUNHO
58. EXTENSOR LONGO RADIAL DO PUNHO
59. FLEXOR ULNAR DO PUNHO
60. PALMAR LONGO
61. FLEXOR RADIAL DO PUNHO
62. BRAQUIORRADIAL
63. PRONADOR REDONDO
64. BRAQUIAL ANTERIOR
65. BÍCEPS
66. OBLÍQUO EXTERNO
67. PEITORAL MAIOR
68. DELTÓIDE
69. TRAPÉZIO
70. OMOIÓIDEO
71. ESCALENO
72. DIGÁSTRICO
73. TRIANGULAR
74. MASSETER
75. AURICULAR POSTERIOR
76. AURICULAR SUPERIOR
77. AURICULAR ANTERIOR
78. RISÓRIO

nº 5. MÚSCULOS - VISTA DORSAL

1. APONEUROSE
2. TEMPORAL
3. ORBICULAR
4. ZIGOMÁTICO
5. MASSETER
6. ORBICULAR DA BOCA
7. RISÓRIO
8. TIREÓIDEO
9. ELEVADOR DO ÂNGULO DA ESCÁPULA
10. ESCALENO POSTERIOR
11. ESCALENO MÉDIO
12. ESCALENO ANTERIOR
13. TRAPÉZIO
14. SUPRA-ESPINHOSO
15. ESPINHA DA ESCÁPULA
16. INFRA-ESPINHOSO
17. REDONDO MENOR
18. ROMBÓIDE MAIOR
19. REDONDO MAIOR
20. FÁSCIA LUMBODORSAL
21. SERRÁTIL ANTERIOR
22. SERRÁTIL ÍNFERO-POSTERIOR
23. COSTELAS
24. INTERCOSTAL EXTERNO
25. OBLÍQUO INTERNO
26. FLEXOR ULNAR DO PUNHO
27. ANCÔNEO
28. FLEXOR PROFUNDO DOS DEDOS
29. SUPINADOR
30. ABDUTOR LONGO DO POLEGAR
31. EXTENSOR LONGO DO POLEGAR
32. EXTENSOR CURTO DO POLEGAR
33. EXTENSOR PRÓPRIO DO INDICADOR
34. GLÚTEO MÉDIO
35. GLÚTEO MÍNIMO
36. PIRIFORME
37. GÊMEO SUPERIOR
38. GÊMEO INFERIOR
39. QUADRADO FEMORAL
40. BANDA ILIOTIBIAL
41. VASTO LATERAL
42. BÍCEPS FEMORAL

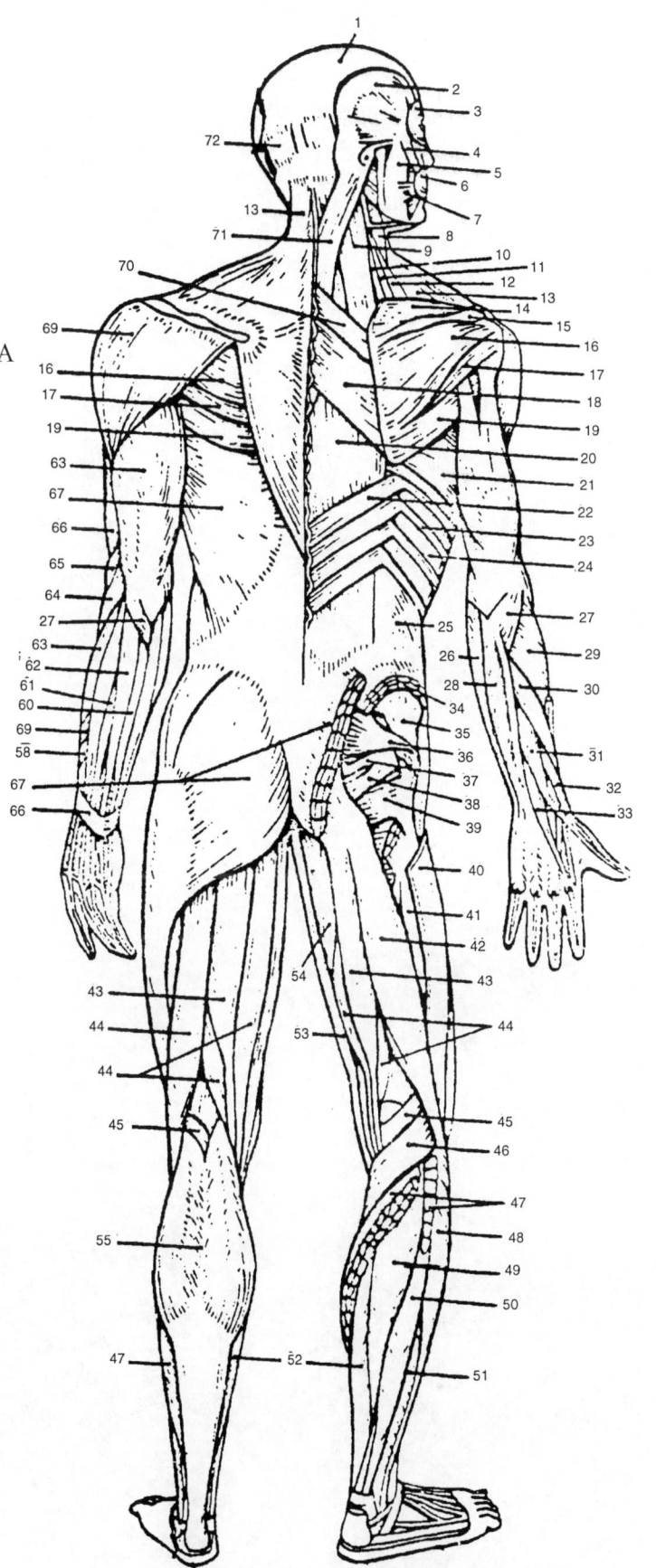

43. SEMITENDINOSO
44. SEMIMEMBRANOSO
45. PLANTAR
46. POPLÍTEO
47. SOLEAR
48. FIBULAR LONGO
49. TIBIAL POSTERIOR
50. FLEXOR DO HÁLUX
51. FIBULAR CURTO
52. FLEXOR LONGO DOS DEDOS
53. GRÁCIL
54. ADUTOR MAGNO
55. GASTROCNÊMIO
56. FACE DORSAL DO PUNHO
57. GLÚTEO MÁXIMO
58. EXTENSOR CURTO DO POLEGAR
59. ABDUTOR LONGO DO POLEGAR
60. FLEXOR ULNAR DO PUNHO
61. EXTENSOR COMUM DOS DEDOS
62. EXTENSOR PRÓPRIO DO QUINTO DEDO
63. EXTENSOR CURTO RADIAL DO PUNHO
64. EXTENSOR LONGO RADIAL DO PUNHO
65. BRAQUIORRADIAL
66. BRAQUIAL ANTERIOR
67. GRANDE DORSAL
68. TRÍCEPS
69. DELTÓIDE
70. RUMBÓIDE MENOR
71. ESPLÊNIO DA CABEÇA
72. OCCIPITAL

nº 6. ESQUELETO

1. FRONTAL
2. PARIETAL
3. TEMPORAL
4. OCCIPITAL
5. MAXILAR
6. MANDÍBULA
7. VÉRTEBRAS CERVICAIS
8. PRIMEIRA COSTELA
9. MANÚBRIO DO ESTERNO
10. CLAVÍCULA
11. ACRÔMIO
12. ESCÁPULA
13. CORPO DO ESTERNO
14. PROCESSO XIFÓIDE DO ESTERNO
15. CARTILAGENS INTERCOSTAIS
16. COSTELAS FLUTUANTES
17. ÚMERO
18. ULNA
19. RÁDIO
20. OSSOS CÁRPICOS
21. METACARPOS
22. FALANGES
23. ÍLIO
24. SACRO
25. PÚBIS
26. SÍNFISE PÚBICA
27. CÓCCIX
28. FÊMUR
29. CABEÇA DO FÊMUR
30. TROCÂNTER MAIOR
31. TÍBIA
32. PATELA
33. FÍBULA
34. TÁLUS
35. CALCÂNEO
36. NAVICULAR
37. OSSOS CUNEIFORMES
38. CUBÓIDE
39. METATARSOS
40. FALANGES

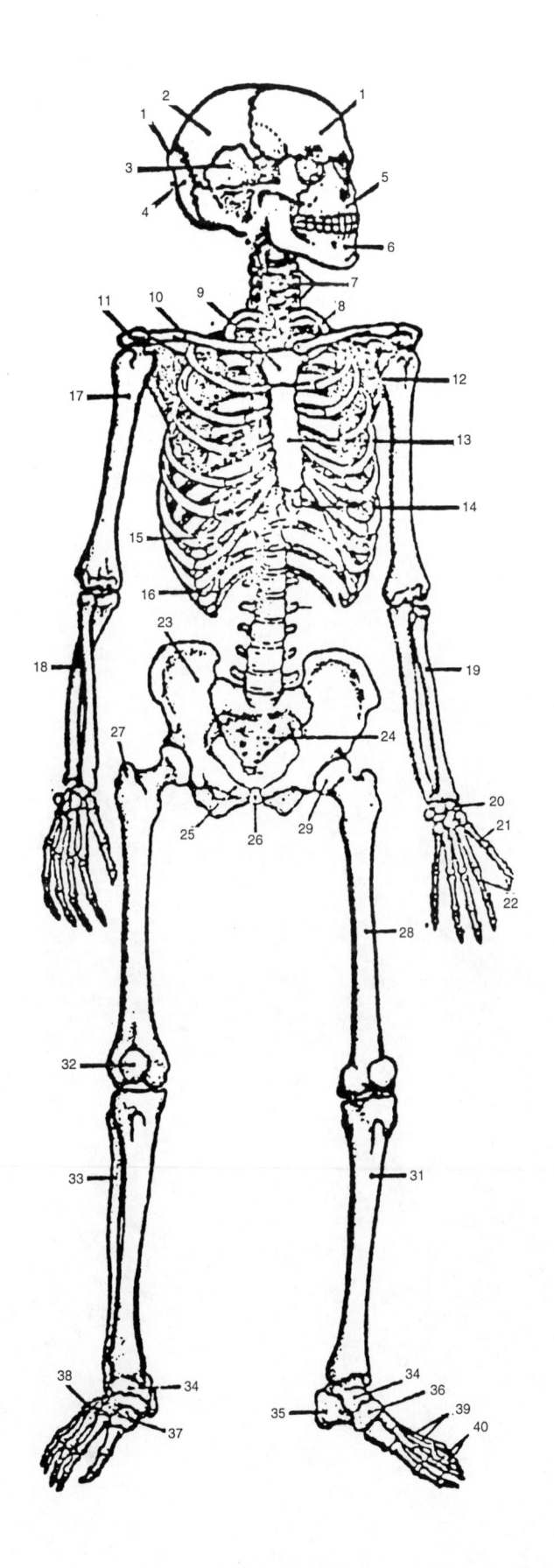

nº 7. SISTEMA DIGESTIVO

1. GLÂNDULA PARÓTIDA
2. DUCTO PAROTÍDEO
3. MÚSCULO MASSETER
4. MÚSCULO ESTERNOCLIDOMASTÓIDEO
5. LÍNGUA
6. GLÂNDULA SUBLINGUAL
7. GLÂNDULA SUBMAXILAR
8. VEIA SUBCLÁVIA ESQUERDA
9. DUCTO TORÁCICO ESQUERDO
10. ESÔFAGO
11. EXTREMIDADE CARDÍACA DO ESTÔMAGO
12. FUNDO DO ESTÔMAGO
13. CURVATURA MENOR DO ESTÔMAGO
14. CURVATURA MAIOR DO ESTÔMAGO
15. PILORO DO ESTÔMAGO
16. FÍGADO (SUPERFÍCIE INFERIOR)
17. VESÍCULA BILIAR
18. DUCTO CÍSTICO
19. DUCTO COLÉDOCO
20. PÂNCREAS
21. DUCTO PANCREÁTICO
22. DUODENO
23. VEIA PORTA HEPÁTICA
24. JEJUNO
25. ÍLEO
26. APÊNDICE VERMIFORME
27. CECO
28. CÓLON ASCENDENTE
29. CÓLON TRANSVERSO
30. CÓLON DESCENDENTE
31. CÓLON SIGMÓIDE
32. RETO
33. VASOS LÁCTEOS E RAMOS DA VEIA PORTA

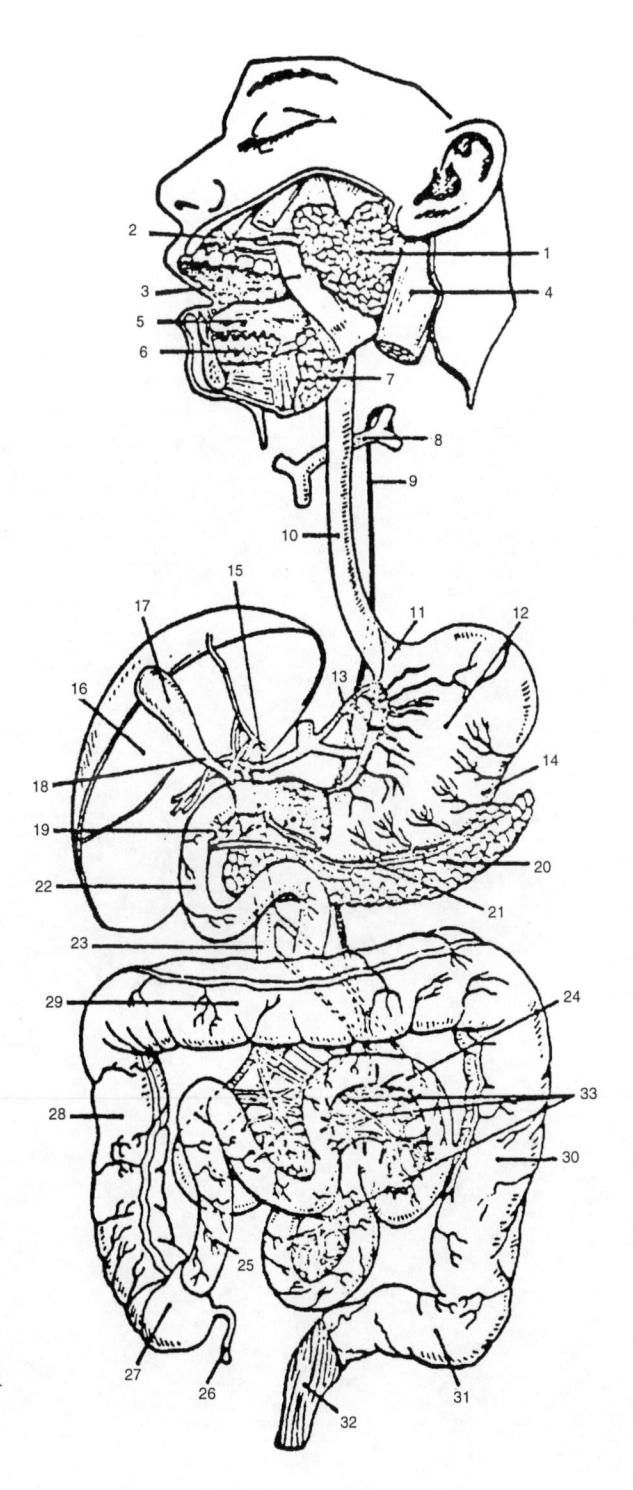

nº 8. GLÂNDULAS

1. GLÂNDULA PINEAL
2. GLÂNDULA PITUITÁRIA
3. GLÂNDULA PARÓTIDA
4. GLÂNDULA SUBMAXILAR
5. GLÂNDULA SUBLINGUAL
6. GLÂNDULA TIREÓIDE
7. GLÂNDULAS PARATIREÓIDES
8. TIMO
9. FÍGADO
10. BAÇO
11. PÂNCREAS
12. GLÂNDULAS SUPRA-RENAIS
13. RINS
14. LINFONODOS OCCIPITAIS
15. LINFONODOS AURICULARES POSTERIORES
16. LINFONODOS AURICULARES ANTERIORES
17. LINFONODOS CERVICAIS SUPERIORES PROFUNDOS
18. LINFONODOS MAXILARES
19. LINFONODO BUCINADOR
20. LINFONODOS SUPRAMANDIBULARES
21. LINFONODOS SUBMANDIBULARES
22. LINFONODOS SUBMENTAIS
23. LINFONODOS SUPRACLAVICULARES
24. LINFONODOS AXILARES
25. LINFONODOS BRAQUIAIS
26. LINFONODOS LOMBARES
27. LINFONODOS ILÍACOS COMUNS
28. LINFONODOS INGUINAIS SUPERFICIAIS
29. LINFONODOS SUB-INGUINAIS SUPERFICIAIS

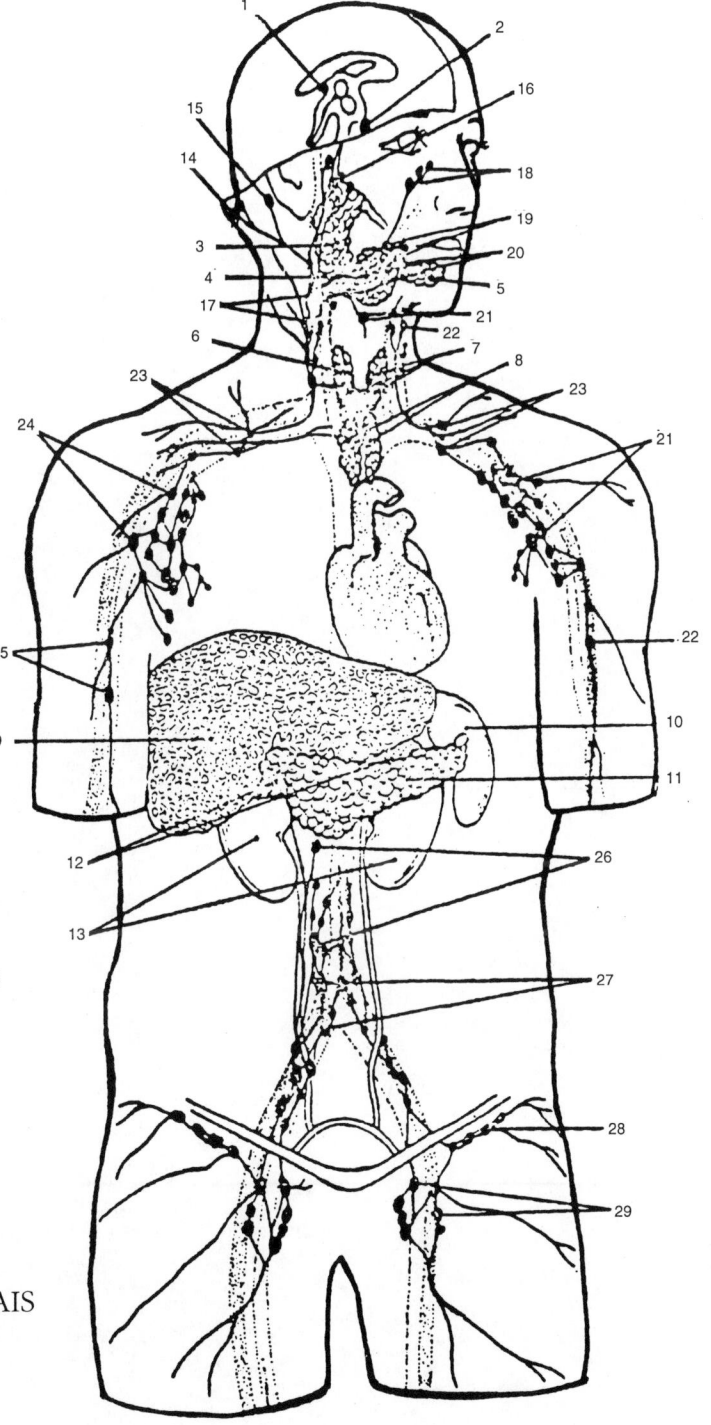

nº 9. PEITO E ABDÔMEN

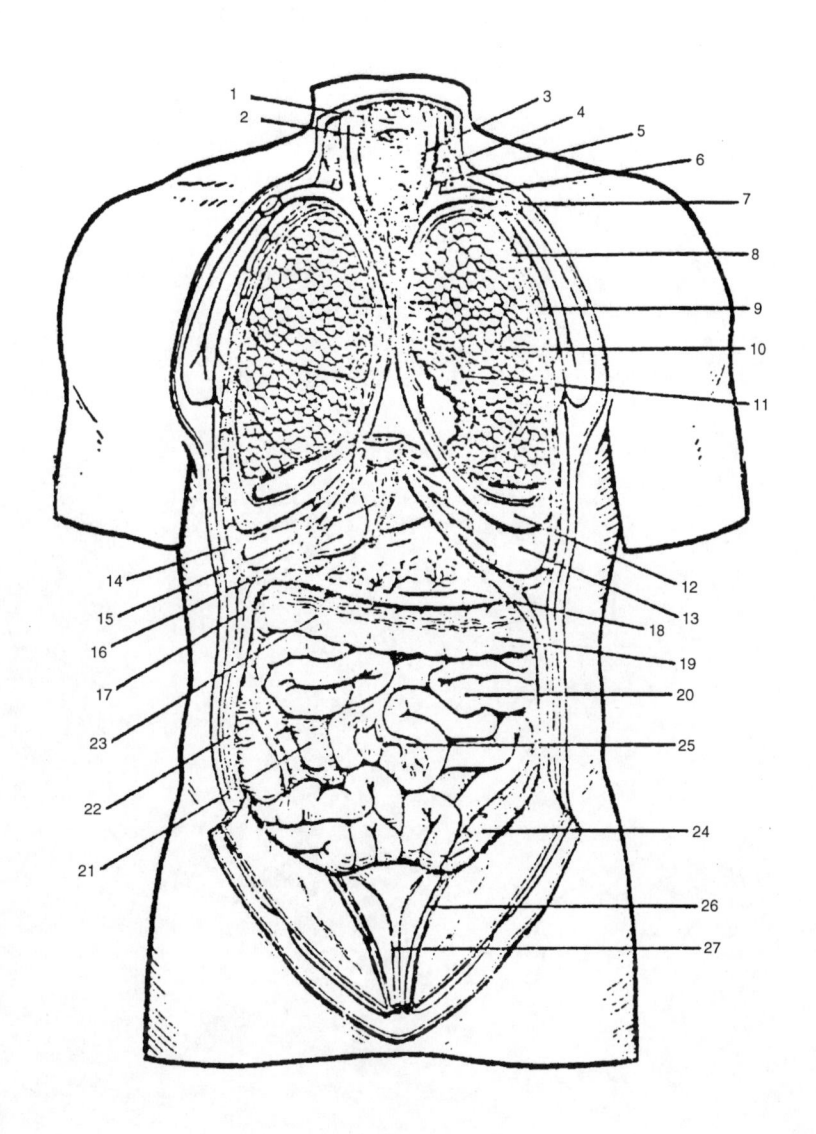

1. CARTILAGEM TIREÓIDE
2. CARTILAGEM CRICÓIDE
3. GLÂNDULA TIREÓIDE
4. ARTÉRIA CARÓTIDA COMUM
5. VEIA JUGULAR EXTERNA
6. VEIA SUBCLÁVIA ESQUERDA
7. SEÇÃO DA CLAVÍCULA
8. MÚSCULOS INTERCOSTAIS
9. SEÇÃO DA COSTELA
10. PULMÃO ESQUERDO
11. PERICÁRDIO
12. PORÇÃO DA PLEURA
13. DIAFRAGMA
14. CARTILAGEM COSTAL

15. PROCESSO XIFÓIDE DO ESTERNO
16. PORÇÃO DO FÍGADO
17. VESÍCULA BILIAR
18. ESTÔMAGO
19. INTESTINO GROSSO
20. JEJUNO
21. ÍLEO
22. CECO
23. CÓLON TRANSVERSO
24. CÓLON DESCENDENTE
25. PORÇÃO DO OMENTO
26. PREGA UMBILICAL LATERAL
27. PREGA UMBILICAL MEDIAL

nº 10. SISTEMA RESPIRATÓRIO

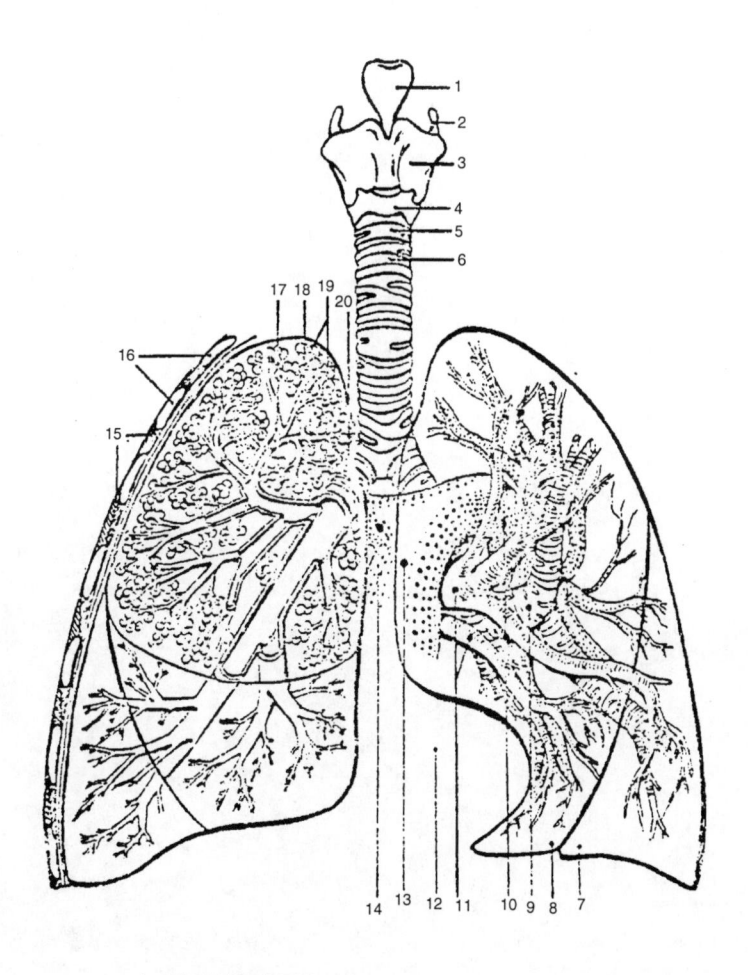

1. EPIGLOTE
2. CHIFRE SUPERIOR DA CARTILAGEM TIREÓIDE
3. CARTILAGEM TIREÓIDE
4. CARTILAGEM CRICÓIDE
5. ANÉIS TRAQUEAIS
6. ANEL MEMBRANOSO
7. LOBO INFERIOR DO PULMÃO ESQUERDO
8. LOBO MÉDIO DO PULMÃO ESQUERDO
9. RAMIFICAÇÃO DOS BRÔNQUIOS ESQUERDOS
10. RAMO ESQUERDO DA ARTÉRIA PULMONAR
11. VEIA PULMONAR ESQUERDA SUPERIOR E INFERIOR
12. INCISURA CARDÍACA
13. ARTÉRIA PULMONAR
14. RAMO DIREITO DA ARTÉRIA PULMONAR
15. MÚSCULO INTERCOSTAL INTERNO E EXTERNO
16. COSTELAS
17. RAMIFICAÇÃO DOS BRÔNQUIOS DIREITOS
18. BRONQUÍOLOS
19. ALVÉOLOS
20. BRÔNQUIOS DIREITOS

nº 11. CORAÇÃO - VENTRÍCULOS

1. AURÍCULA DIREITA
2. VENTRÍCULO DIREITO
3. AURÍCULA ESQUERDA
4. VENTRÍCULO ESQUERDO
5. VÁLVULA TRICÚSPIDE
6. VÁLVULA BICÚSPIDE
7. CORDAS TENDÍNEAS
8. MÚSCULOS PAPILARES
9. TRABÉCULAS CÁRNEAS
10. SEPTO INTERVENTRICULAR
11. VÁLVULA SEMILUNAR DA
    ARTÉRIA PULMONAR
12. VÁLVULA SEMILUNAR DA AORTA
13. VEIA CAVA SUPERIOR
14. VEIA INOMINADA DIREITA
15. VEIA INOMINADA ESQUERDA
16. ARCO DA AORTA (ASCENDENTE)
17. ARTÉRIA PULMONAR
18. RAMO DIREITO DA ARTÉRIA
    PULMONAR
19. RAMO ESQUERDO DA ARTÉRIA
    PULMONAR
20. LIGAMENTO ARTERIOSO
21. ARTÉRIA CARÓTIDA COMUM DIREITA
22. ARTÉRIA CARÓTIDA COMUM ESQUERDA
23. ARTÉRIA SUBCLÁVICA ESQUERDA
24. VEIAS PULMONARES
25. AORTA (TORÁCICA) DESCENDENTE
26. VEIA CAVA INFERIOR

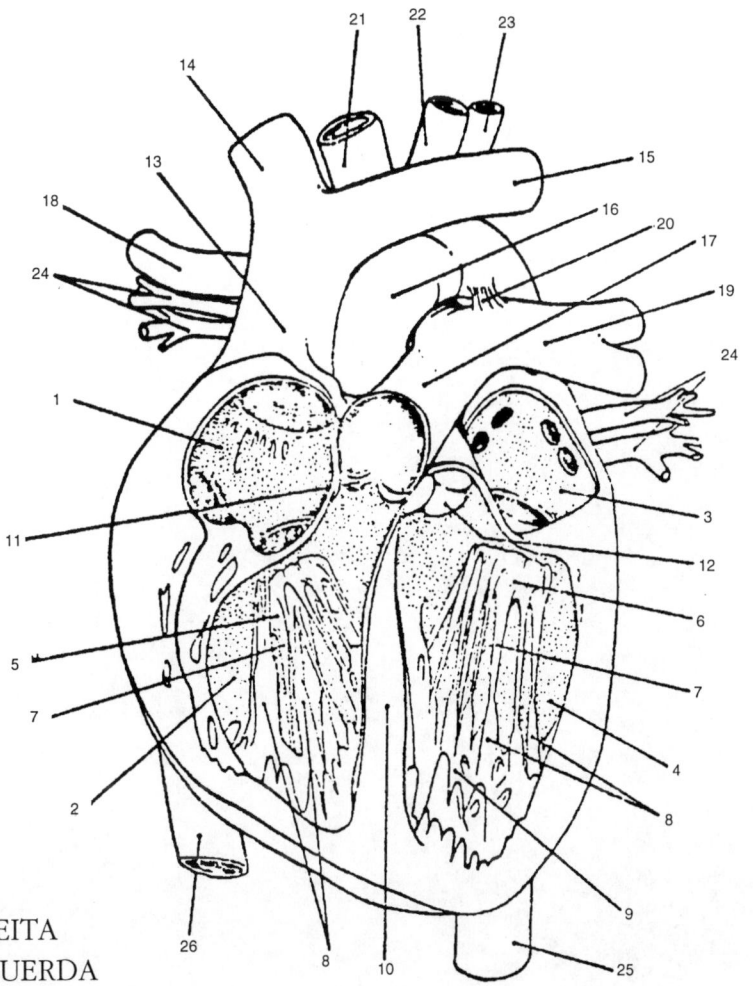

nº 12. SEÇÃO MEDIANA DA CABEÇA

1. OSSO FRONTAL
2. OSSO ESFENÓIDE
3. SEIO FRONTAL
4. SEIO ESFENÓIDE
5. OSSO NASAL
6. CONCHA NASAL SUPERIOR
7. CONCHA NASAL MÉDIA
8. CONCHA NASAL INFERIOR
9. PALATO DURO
10. MAXILAR
11. ÚVULA PALATINA
12. LÍNGUA
13. AMÍDALA
14. MANDÍBULA
15. EPIGLOTE
16. OSSO HIÓIDE
17. MEMBRANA TIREÓIDE
18. CORDAS VOCAIS
19. CARTILAGEM TIREÓIDEA
20. LIGAMENTO CRICOTIRÓIDE
21. CARTILAGEM CRICÓIDE
22. CARTILAGEM TRAQUEAL
23. TRAQUÉIA
24. ESÔFAGO
25. VÉRTEBRAS CERVICAIS
26. DISCOS INTERVERTEBRAIS
27. MEDULA ESPINAL
28. NERVO CERVICAL
29. AXIS
30. ATLAS
31. ÓSTIO FARÍNGEO DA TUBA AUDITIVA
32. MEDULA OBLONGA
33. PONTE DE VARÓLIO
34. CEREBELO
35. OSSO OCCIPITAL
36. TÁLAMO ÓPTICO
37. CORPO MAMILAR
38. CORPOS QUADRIGEMINAIS
39. GLÂNDULA PINEAL
40. COMISSURA POSTERIOR
41. COMISSURA MÉDIA
42. HEMISFÉRIO CEREBRAL ESQUERDO
43. CORPO CALOSO
44. OSSO PARIETAL
45. FÓRNIX
46. SEPTO PELÚCIDO
47. COMISSURA ANTERIOR
48. QUIASMA ÓPTICO
49. GLÂNDULA PITUITÁRIA

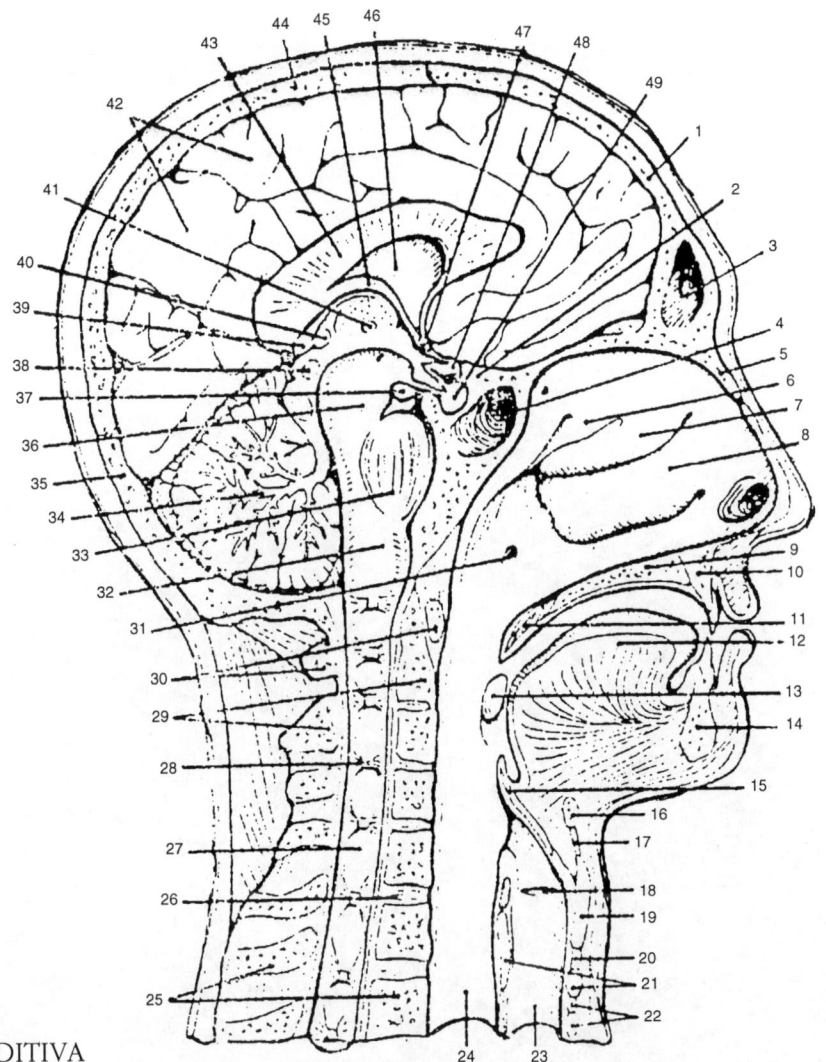

nº 13. CÉREBRO - VISTA INFERIOR

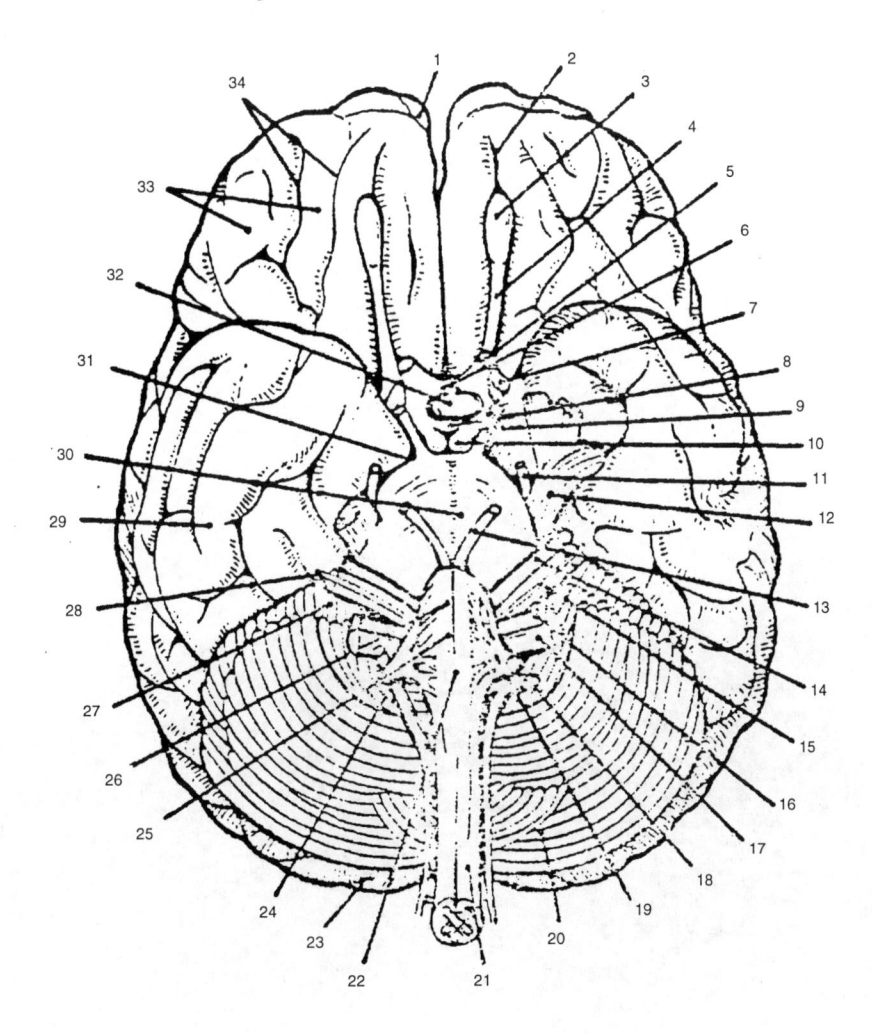

1. OSSO FRONTAL
2. SULCOS OLFATÓRIOS
3. BULBO OLFATÓRIO
4. TRACTO OLFATÓRIO
5. NERVO ÓPTICO
6. QUIASMA ÓPTICO
7. TRÍGONO OLFATÓRIO
8. TÚBER CINÉREO
9. NERVO OCULOMOTOR
10. CORPOS MAMILARES
11. NERVO TROCLEAR
12. NERVO TRIGÊMEO
13. NERVO ABDUCENTE
14. NERVO FACIAL
15. NERVO ACÚSTICO
16. NERVO GLOSSOFARÍNGEO
17. NERVO VAGO
18. NERVO ACESSÓRIO
19. NERVO HIPOGLOSSO
20. CEREBELO
21. MEDULA ESPINAL
22. DECUSSAÇÃO DAS PIRÂMIDES
23. VEIAS CEREBELARES SUPERFICIAIS INFERIORES
24. TONSILA DO CEREBELO
25. MEDULA OBLONGA
26. PIRÂMIDE
27. FLÓCULO DO CEREBELO
28. NERVO INTERMEDIÁRIO
29. LOBO TEMPORAL
30. PONTE DE VARÓLIO
31. PEDÚNCULO CEREBELAR
32. GLÂNDULA PITUITÁRIA
33. GIROS ORBITAIS DO LOBO FRONTAL
34. SULCOS ORBITÁRIOS DO LOBO FRONTAL

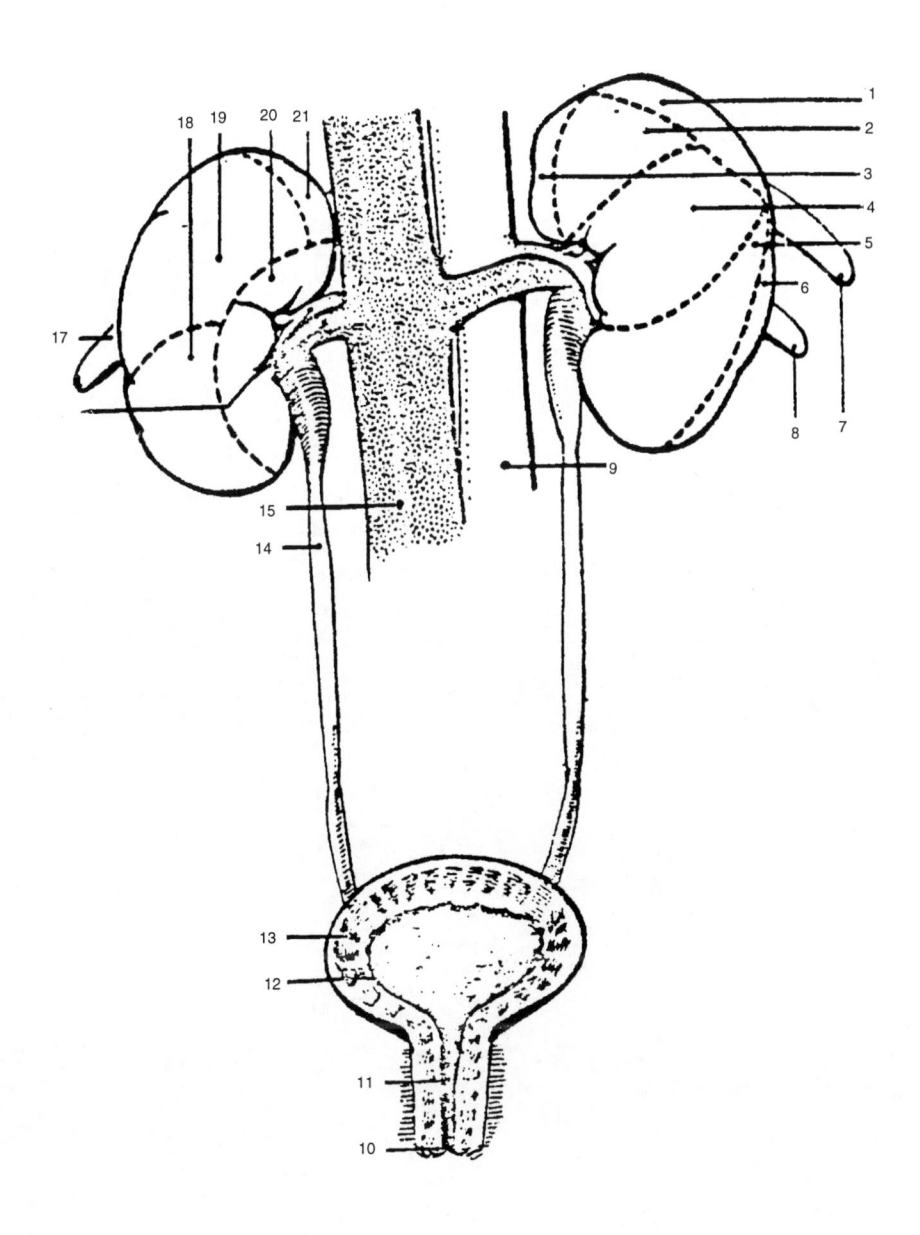

1. REGIÃO ESPLÊNICA
2. REGIÃO GÁSTRICA
3. REGIÃO SUPRA-RENAL
4. REGIÃO PANCREÁTICA
5. REGIÃO JEJUNAL
6. REGIÃO CÓLICA ESQUERDA
7. 11ª COSTELA
8. 12ª COSTELA
9. AORTA
10. ORIFÍCIO DA URETRA

11. URETRA
12. ABERTURA DO URETER
13. BEXIGA URINÁRIA
14. URETER
15. VEIA CAVA INFERIOR
16. VEIA RENAL DIREITA E ARTÉRIA RENAL
17. 12ª COSTELA
18. REGIÃO CÓLICA DIREITA
19. REGIÃO HEPÁTICA
20. REGIÃO DUODENAL
21. REGIÃO SUPRA-RENAL DIREITA

nº 15. PÉLVIS MASCULINA

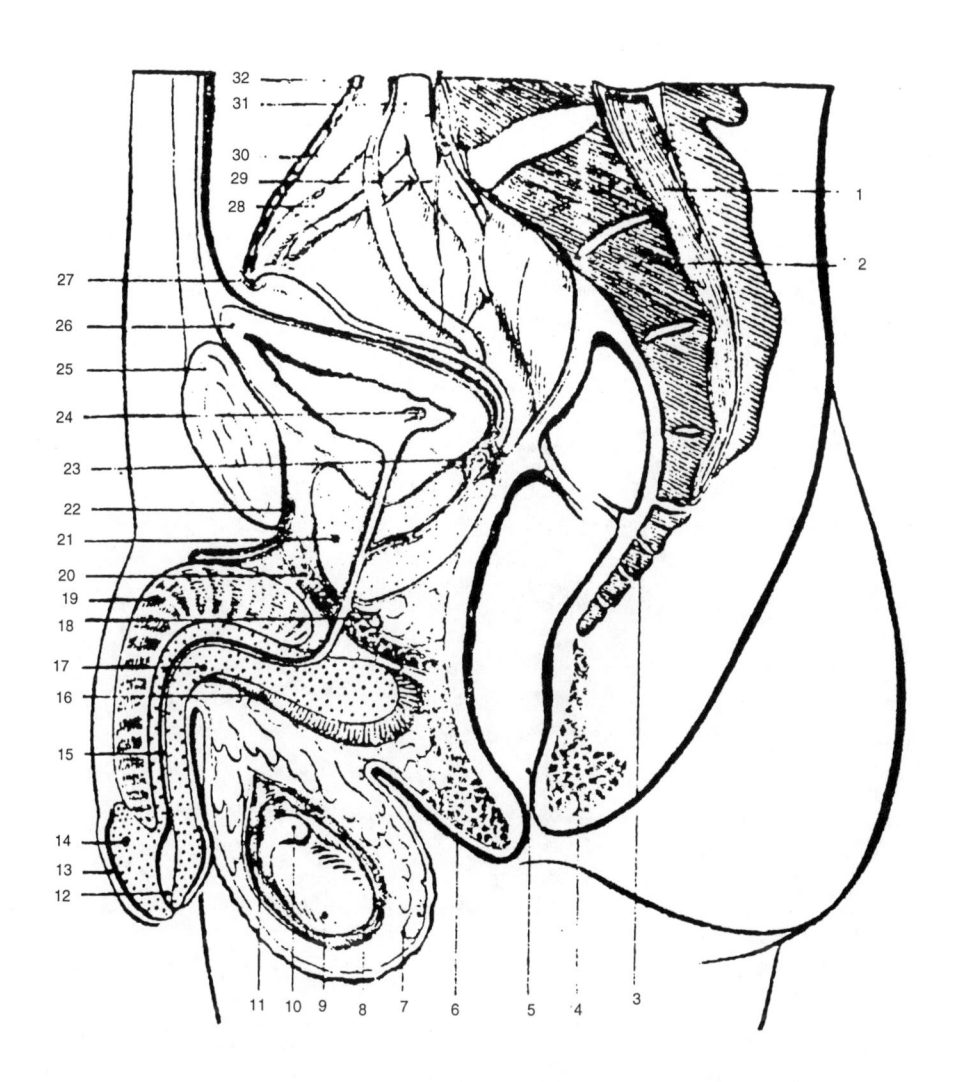

1. MEDULA ESPINAL
2. SACRO
3. VÉRTEBRA COCCÍGEA
4. MÚSCULO ESFÍNCTER DO ÂNUS - PORÇÃO POSTERIOR
5. CANAL ANAL
6. MÚSCULO ESFÍNCTER DO ÂNUS - PORÇÃO ANTERIOR
7. ESCROTO
8. INTEGUMENTO INTERNO DO TESTÍCULO
9. TESTÍCULO
10. EPIDÍDIMO
11. LÂMINA PARIETAL DA TÚNICA VAGINAL
12. FOSSA NAVICULAR
13. PREPÚCIO
14. GLANDE DO PÊNIS
15. URETRA
16. MÚSCULO BULBOCAVERNOSO
17. CORPO CAVERNOSO DA URETRA
18. GLÂNDULA BULBO-URETRAL
19. CORPO CAVERNOSO DO PÊNIS
20. DIAFRAGMA UROGENITAL
21. PRÓSTATA
22. VEIA DORSAL DO PÊNIS
23. DUCTO DEFERENTE, AMPULAÇÃO DA EXTREMIDADE
24. ORIFÍCIO DO URETER NA BEXIGA
25. SÍNFISE PÚBICA
26. ÁPICE DA BEXIGA URINÁRIA
27. DUCTO DEFERENTE ENTRANDO NO CANAL INGUINAL
28. ARTÉRIA E VEIA ILÍACAS EXTERNAS
29. ARTÉRIA E VEIA HIPOGÁSTRICAS
30. URETER
31. ARTÉRIA E VEIA ILÍACAS COMUNS
32. ARTÉRIA E VEIA ESPERMÁTICAS

nº 16. PÉLVIS FEMININA

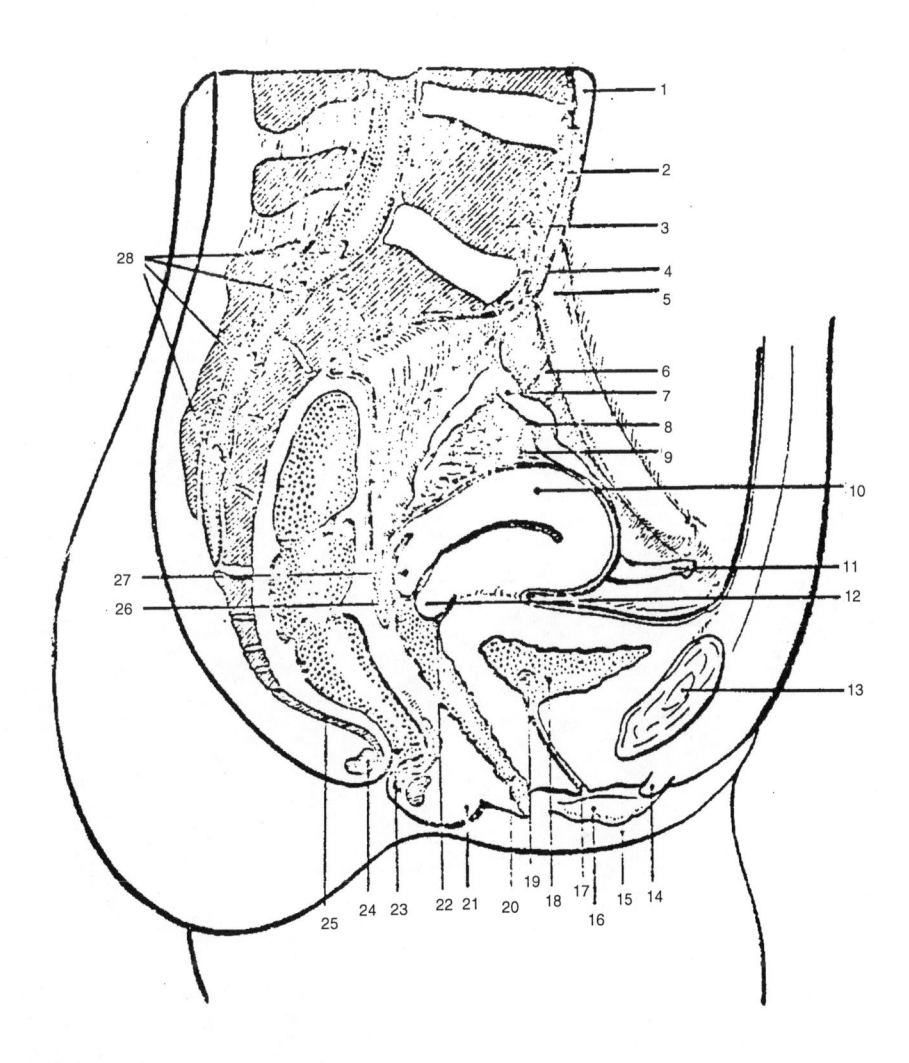

1. AORTA ABDOMINAL
2. VEIA CAVA INFERIOR
3. QUINTA VÉRTEBRA LOMBAR
4. VEIA ILÍACA COMUM
5. ARTÉRIA ILÍACA COMUM ESQUERDA
6. ARTÉRIA HIPOGÁSTRICA ESQUERDA
7. TUBA UTERINA
8. OVÁRIO ESQUERDO
9. ÓSTIO DA TUBA UTERINA ESQUERDA
10. ÚTERO
11. LIGAMENTO TERES (REDONDO) DO ÚTERO
12. LÁBIO ANTERIOR OU CÉRVIX DO ÚTERO
13. SÍNFISE PÚBICA
14. GLANDE DO CLITÓRIS
15. LÁBIO MAIOR
16. LÁBIO MENOR
17. ORIFÍCIO DA URETRA
18. CAVIDADE DA BEXIGA URINÁRIA
19. ORIFÍCIO URETERAL
20. VAGINA
21. FRÊNULO DOS LÁBIOS PUDENDOS
22. FÓRNICE ANTERIOR
23. ÂNUS
24. MÚSCULO ESFÍNCTER EXTERNO DO ÂNUS
25. MÚSCULO ESFÍNCTER INTERNO DO ÂNUS
26. PREGA RETO-UTERINA
27. LÁBIO POSTERIOR DO CÉRVIX
28. NERVOS DO SACRO

nº 17. OLHO - VISTA FRONTAL E LATERAL

FIG. A - VISTA LATERAL

1. MÚSCULO ELEVADOR DA PÁLPEBRA SUPERIOR
2. MÚSCULO RETO SUPERIOR
3. TRÓCLEA DO MÚSCULO OBLÍQUO SUPERIOR
4. MÚSCULO OBLÍQUO SUPERIOR
5. TENDÃO DO OBLÍQUO SUPERIOR
6. CONJUNTIVA
7. PÁLPEBRA SUPERIOR
8. GLÂNDULA MEIBONIANA
9. CÍLIOS
10. ÍRIS
11. PUPILA
12. GLÂNDULA E DUTO MEIBONIANOS
13. PÁLPEBRA INFERIOR
14. MÚSCULO OBLÍQUO INFERIOR
15. MÚSCULO RETO INFERIOR
16. PAREDE ÓSSEA INTERNA DA ÓRBITA
17. FISSURA INFRAORBITAL
18. NERVO ÓPTICO
19. OSSO ESFENÓIDE

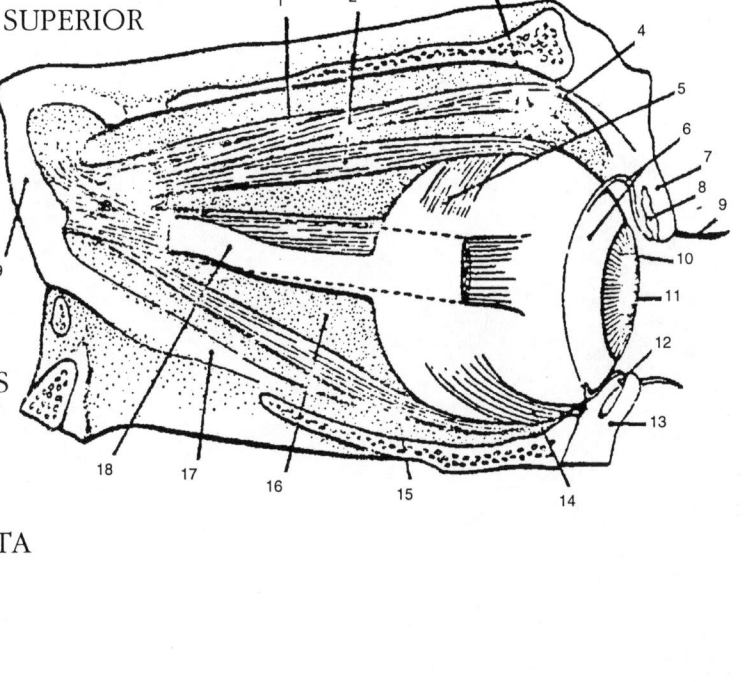

FIG. B - VISTA FRONTAL

1. MÚSCULO ELEVADOR DA PÁLPEBRA SUPERIOR
2. MÚSCULO RETO SUPERIOR
3. TRÓCLEA DO MÚSCULO OBLÍQUO SUPERIOR
4. MÚSCULO OBLÍQUO SUPERIOR
5. TÚNICA ESCLERÓTICA
6. PORÇÃO DA PÁLPEBRA
7. MÚSCULO RETO INTERNO
8. SACO LACRIMAL
9. CARÚNCULA LACRIMAL
10. LIGAMENTO PALPEBRAL MEDIAL
11. ÍRIS
12. PUPILA
13. MÚSCULO OBLÍQUO INFERIOR
14. MÚSCULO RETO INFERIOR
15. MÚSCULO RETO LATERAL
16. LIGAMENTO PALPEBRAL LATERAL
17. GLÂNDULA LACRIMAL

nº 18. OUVIDO

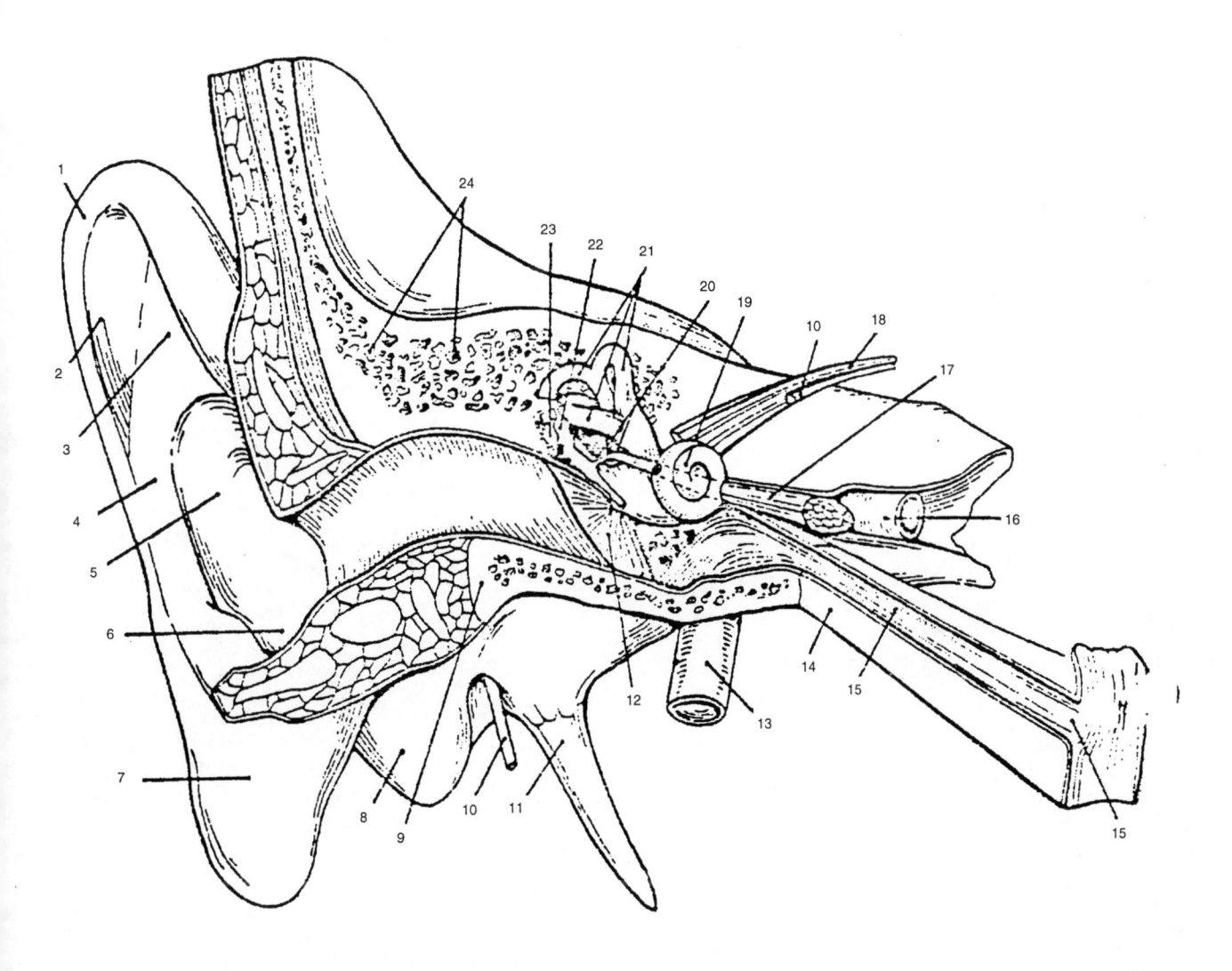

1. HÉLICE
2. ESCAFA
3. FOSSA TRIANGULAR
4. ANTI-HÉLICE
5. CONCHA
6. ANTITRÁGUS
7. LÓBULO
8. PROCESSO MASTÓIDE
9. FUNDO ÓSSEO DO MEATO ACÚSTICO EXTERNO
10. NERVO FACIAL
11. PROCESSO ESTILÓIDE
12. MEMBRANA DO TÍMPANO
13. ARTÉRIA CARÓTIDA INTERNA
14. PARTE CARTILAGINOSA DA TUBA AUDITIVA
15. PORÇÃO MEMBRANOSA DA TUBA AUDITIVA
16. ORIFÍCIO DA TUBA AUDITIVA NA BOCA
17. MÚSCULO TENSOR DO TÍMPANO
18. NERVO ACÚSTICO
19. CÓCLEA
20. ESTAPÉDIO
21. CANAIS SEMICIRCULARES
22. MARTELO
23. BIGORNA
24. CÉLULAS MASTÓIDES